Selbstverletzendes Verhalten

Leitfaden Kinder- und Jugendpsychotherapie

Band 19

Selbstverletzendes Verhalten

von Prof. Dr. Tina In-Albon, Dr. Paul L. Plener, Prof. Dr. Romuald Brunner
und Dr. Michael Kaess

Herausgeber der Reihe:

Prof. Dr. Manfred Döpfner, Prof. Dr. Gerd Lehmkuhl,
Prof. Dr. Franz Petermann

Selbstverletzendes Verhalten

von

Tina In-Albon, Paul L. Plener,
Romuald Brunner und Michael Kaess

HOGREFE

GÖTTINGEN · BERN · WIEN · PARIS · OXFORD · PRAG
TORONTO · BOSTON · AMSTERDAM · KOPENHAGEN
STOCKHOLM · FLORENZ · HELSINKI

Prof. Dr. phil. Tina In-Albon, geb. 1976. Seit 2013 Inhaberin des Lehrstuhls für Klinische Psychologie und Psychotherapie des Kindes- und Jugendalters an der Universität Koblenz-Landau und Leiterin der Landauer Psychotherapieambulanz für Kinder und Jugendliche.

Dr. med. Paul L. Plener, geb. 1978. Seit 2013 leitender Oberarzt der Klinik für Kinder- und Jugendpsychiatrie und Psychotherapie der Universitätsklinik Ulm.

Prof. Dr. med. Romuald Brunner, geb. 1959. Seit 2005 leitender Oberarzt und stellvertretender Direktor der Klinik für Kinder- und Jugendpsychiatrie im Zentrum für Psychosoziale Medizin am Universitätsklinikum Heidelberg.

Dr. med. Michael Kaess, geb. 1979. Seit 2013 Oberarzt des Heidelberger Frühbehandlungszentrums und der Ambulanz für Risikoverhalten und Selbstschädigung (AtR!Sk) an der Klinik für Kinder- und Jugendpsychiatrie des Universitätsklinikums Heidelberg sowie stellvertretender Leiter der Forschungssektion für Störungen der Persönlichkeitsentwicklung.

Bibliografische Information der Deutschen Nationalbibliothek
Die Deutsche Nationalbibliothek verzeichnet diese Publikation in der Deutschen Nationalbibliografie; detaillierte bibliografische Daten sind im Internet über http://dnb.dnb.de abrufbar.

Göttingen · Bern · Wien · Paris · Oxford · Prag · Toronto · Boston
Amsterdam · Kopenhagen · Stockholm · Florenz · Helsinki
Merkelstraße 3, 37085 Göttingen

http://www.hogrefe.de
Aktuelle Informationen · Weitere Titel zum Thema · Ergänzende Materialien

Satz: Mediengestaltung Meike Cichos, Göttingen
Druck: Media-Print Informationstechnologie, Paderborn
Printed in Germany
Auf säurefreiem Papier gedruckt

Print: ISBN 978-3-8017-2571-6
E-Book-Formate: ISBN 978-3-8409-2571-9 (PDF), 978-3-8444-2571-0 (EPUB)
http://doi.org/10.1026/02571-000

Einleitung: Grundlagen und Aufbau des Buches

Selbstverletzendes Verhalten ist ein Phänomen, welches im klinischen Alltag häufig auftritt und auch in den Medien immer wieder aufgegriffen wird. Wobei Nichtsuizidales Selbstverletzendes Verhalten (NSSV) keine Erscheinung der heutigen Zeit ist, sondern bereits in der Bibel, bei verschiedenen Religionen und Kulturen beschrieben wurde (siehe Favazza, 1998).

Charakteristisch bei Jugendlichen mit NSSV sind vor allem Schwierigkeiten in der Emotionsregulation. Betroffene verfügen oft über keine anderen Möglichkeiten, um negative Emotionen zu regulieren als sich selbst zu verletzen. Bezugspersonen fühlen sich durch das selbstverletzende Verhalten meist überfordert, verwirrt, verängstigt und machen sich starke Sorgen.

Aufgrund der Häufigkeit und der Bedeutung von NSSV wurde dieser Leitfaden, in Anlehnung an die AWMF-Leitlinien und internationalen Standards erarbeitet. Wir sind überzeugt, dass Wissen zum Thema NSSV zu mehr Verständnis führt, was wiederum die Behandlung positiv beeinflussen kann bzw. Betroffene früher zu einer professionellen Hilfe führen soll.

Der Leitfaden beinhaltet insgesamt fünf Kapitel:

1 Im ersten Kapitel wird der Stand der Forschung zu Definition, Symptomatik, Klassifikation, Epidemiologie, Risikofaktoren und ein Ätiologiemodell dargestellt.

2 Im zweiten Kapitel werden die Leitlinien zu Diagnostik und Behandlung beschrieben. Dabei wird auf die Psychotherapie und die Psychopharmakotherapie eingegangen.

3 Im dritten Kapitel werden die Verfahren beschrieben, die für die Diagnostik und Verlaufskontrolle eingesetzt werden können.

4 Das vierte Kapitel enthält Materialien zur Diagnostik, Verlaufskontrolle und zur Behandlung. Diese sollen dazu dienen die Umsetzung der Leitlinien in die konkrete klinische Praxis zu erleichtern.

5 Im fünften Kapitel wird anhand von Fallbeispielen die Umsetzung der Leitlinie in die klinische Praxis dargestellt.

Übersicht über die Leitlinien zur Diagnostik und Behandlung von NSSV

L1	Exploration des Patienten (ggf. Bezugspersonen)
L2	Körperliche Untersuchung und Impfstatus
L3	Exploration der NSSV-Symptomatik
L4	Klärung der Diagnose und differenzialdiagnostische Abklärung

L5	Exploration von störungsspezifischen Vulnerabilitäts-, auslösenden und aufrechterhaltenden Faktoren
L6	Information über das Ergebnis der Diagnostik für Jugendliche/Erfassung der Einstellung zur Therapie
L7	Verlaufskontrolle und Qualitätssicherung
L8	Erstkontakt
L9	Akutbehandlung der Selbstverletzung
L10	Möglichkeiten der Weiterversorgung
L11	Therapiesetting
L12	Grundprinzipien der Psychotherapie
L13	Pharmakotherapie
L14	Elternarbeit: Kommunikations- und Verhaltensregeln
L15	Zusammenarbeit mit der Schule
L16	Zusammenarbeit mit Jugendhilfe und Sozialarbeit

Ergänzt wird dieser Band durch einen Ratgeber für betroffene Jugendliche, Eltern, Lehrer und andere Bezugspersonen (In-Albon, Plener, Brunner & Kaess, 2015). Der Ratgeber informiert über Symptomatik, Funktionen, Verlauf und Behandlungsmöglichkeiten bei NSSV.

Inhalt

1 Stand der Forschung

In den letzten Jahren gibt es vermehrt empirische Forschungsarbeiten zum Thema Nichtsuizidales Selbstverletzendes Verhalten (NSSV). Im Folgenden wird der aktuelle Stand zur Symptomatik, Klassifikation, Epidemiologie, Verlauf, Komorbidiät und Differenzialdiagnostik beschrieben. Im Anschluss erfolgt die Darstellung der gegenwärtigen Forschungslage zur Therapie, zum einen der Psychotherapie und zum anderen der Psychopharmakotherapie.

1.1 Definition

Der erste Definitionsversuch zu NSSV findet sich bei Menninger (1938), der in „Man against himself" eine Unterteilung selbstverletzender Handlungen in „neurotische", „konventionelle" und „religiöse" Formen, sowie solche „psychotischen" oder „organischen" Ursprungs vornimmt, wobei sich das heute mit dem Begriff des Nichtsuizidalen Selbstverletzenden Verhaltens (NSSV) definierte Erscheinungsbild, hier am ehesten in Form der „neurotischen" Selbstverletzung repräsentiert findet. Bereits Menninger (1938) zieht eine Trennlinie zwischen selbstverletzendem Verhalten und Suizidalität. In den 60er Jahren des vergangenen Jahrhunderts, fanden sich mehrere Arbeiten zum sogenannten „Wrist Cutter Syndrom" (Graff & Mallin 1967; Pao, 1969; Podvoll 1969; Rosenthal et al., 1972) und Pattison und Kahan (1983) unternahmen erstmals den Versuch einer Symptombeschreibung, des „Deliberate Self-Harm Syndroms". Mehrfach wurde in der Folge der Gedanke eines eigenständigen Syndroms formuliert, etwa durch Muehlenkamp (2005), die als Beleg für ein Syndrom das Vorhandensein eines deutlichen Symptommusters, ein definierter Beginn, bekannte Risikofaktoren und Vorläufer, ein bekannter Verlauf, bekannte Komorbiditäten, sowie eine klare Abgrenzung vom Suizid anführte. Neben diesem syndromalen Ansatz begann in den frühen 1990er Jahren mit zahlreichen Definitionsversuchen eine fast babylonisch anmutende Begriffsvielfalt, die bis heute andauert (Skegg, 2005). Lange Zeit wurde auf die Definition von Favazza (1992) zurückgegriffen, der verschiedene Schweregrade und Arten der Selbstverletzung zur Einteilung benutzte (majore, moderate und stereotype Selbstverletzungen). In aktuellen Arbeiten (f. einen Überblick s. Nock, 2010) findet sich zunehmend der Begriff der „Nichtsuizidalen Selbstverletzung" (NSSV) (non-suicidal self-injury, NSSI), unter dem nach Lloyd-Richardson et al. (2007) eine „freiwillige, direkte Zerstörung oder Veränderung des Körpergewebes ohne suizidale Absicht" zu verstehen ist, die „sozial nicht akzeptiert, direkt und repetitiv" sei und „zu kleinen oder moderaten Schädigungen" führe. In der deutschsprachigen Literatur findet sich dieses Konzept bei Nitkowski und Petermann (2009), die selbstverletzendes Verhalten als „funktionell motivierte, direkte und offene Verletzungen des

Definition NSSV

Abgrenzung NSSV und Deliberate Self-Harm

eigenen Körpers“ definieren, „die nicht sozial akzeptiert sind und ohne Suizidabsicht vorgenommen werden.“ Parallel dazu hat sich der Begriff des „Deliberate Self-Harm“ (DSH) entwickelt, worunter (etwa in der Klassifikation der CASE-Gruppe; Madge et al., 2008) Verhaltensweisen zusammengefasst werden, die selbstschädigend sind, wie auch das Schlucken von Tabletten, das Springen von Höhen, etc. Es findet hier keine Abgrenzung zu suizidalem Verhalten statt (Hawton et al., 2002; Hawton et al., 2007; Madge et al., 2008) und so schließt DSH neben NSSV auch Suizidversuche ein, was die Vergleichbarkeit von Studien erschwert (Muehlenkamp et al., 2012). Da im DSH-Konzept generell selbstschädigende Verhaltensweisen zusammengefasst werden, wird in diesem Buch der Ausdruck „selbstschädigendes Verhalten“ verwendet werden, wenn sich die Studien auf ein DSH-Konzept beziehen. Es findet bei Verwendung dieser Begrifflichkeit also keine klare Trennung nach suizidaler Intention statt. Das häufige gemeinsame Auftreten von selbstverletzenden Verhaltensweisen mit anderweitigen Risikoverhaltensweisen, die einen selbstdestruktiven Charakter tragen, wie z. B. Drogenkonsum hat die Frage aufgeworfen, ob das selbstverletzende Verhalten als eine direkte Form und die anderen selbstdestruktiven Verhaltensweisen als indirekte Formen beschrieben werden sollten, aber insgesamt im Sinne eines Kontinuums einen inneren Zusammenhang zeigen (Holinger, 1979; Nock, 2010).

Insgesamt kann festgehalten werden, dass durch die Definition und Aufnahme in die Forschungskriterien des Diagnostic and Statistical Manual (DSM-5; APA, 2013) (vgl. Kapitel 1.3) eine Abgrenzung zu weiter gefassten Definitionsversuchen unternommen wurde. Diese – gerade für Forschungsbelange – sicher sinnvolle Unterscheidung darf aber nicht dazu verleiten, überlappende Gebiete wie Risikoverhaltensweisen oder Suizidalität in Diagnostik und Therapie zu vernachlässigen.

1.2 Klinische Symptomatik, Leitsymptome

Selbstverletzungshandlungen in Form des sich Zufügens von Schnittverletzungen, Verbrennen, sich Schlagens etc. stellen sowohl ein häufiges Phänomen bei Jugendlichen und jungen Erwachsenen in der Allgemeinbevölkerung als auch im Kontext psychischer Störungen dar. Untersuchungen in der Allgemeinbevölkerung wie z. B. in großen Stichproben an Schülern konnten jedoch auch zeigen, dass NSSV zwar häufig mit emotionalen und Verhaltensauffälligkeiten einhergehen aber auch ohne eine manifeste psychische Störung auftreten kann (Jacobson et al., 2008; Nock et al., 2006; In-Albon et al., 2013; Stanford et al., 2009). Die Motivation für dieses in seiner Intention schwer verständliche Verhalten aufzuklären erscheint von zentraler Wertigkeit, um effektive Interventionen und präventive Maßnahmen zu entwickeln.

Charakteristisch für NSSV sind Formen sogenannter offener Selbstbeschädigungen. Diese sind durch eine große Wiederholungsneigung gekennzeichnet. Auch wenn es insgesamt zu einer hohen Koinzidenz mit Suizidversuchen kommt, sind die einzelnen selbstverletzenden Handlungen nicht durch eine bewusste suizidale Intention begleitet. Vorrangig scheint die selbstverletzende Handlung jedoch als versuchte Affektregulation im Sinne einer Entlastung von negativen Gefühlen, Anspannung, Verzweiflung, Depression, Selbstentfremdung im Sinne dissoziativen Erlebens oder eines zwischenmenschlichen Konfliktes zu stehen. Betroffene berichten häufig nach einer selbstverletzenden Handlung eine zügige Entlastung von aversiven Gefühlen, womit lerntheoretisch verständlich wird, warum diese Handlungen repetitiv fortgeführt werden und mitunter einen suchtartigen Charakter annehmen können (Nixon et al., 2002). Aufgrund dieser Entlastungserfahrung erscheinen häufig Jugendliche auch nicht oder unzureichend motiviert professionelle Hilfe zu suchen.

Formen und Lokalisationen von NSSV

Art und Schweregrad variieren in ihrer Häufigkeit und beziehen unterschiedliche Körperpartien mit ein. Eine der häufigsten Formen von NSSV ist das sogenannte Ritzen, wobei Betroffene sich oberflächliche oder auch tiefgehende Schnittverletzungen mit einer Rasierklinge, einem Messer oder einem anderen scharfen oder spitzen Gegenstand zufügen. Weitere häufige Formen selbstverletzender Handlungen sind das Zufügen von Verbrennungen, Schlagen des Kopfes oder der Extremitäten, Manipulation von bereits vorhandener Wunden oder großflächiges Aufkratzen der Haut. Die Oberseite der Unterarme, Handgelenke, Oberarme und Oberschenkel sind die häufigsten Lokalisationen, jedoch werden nicht selten am Bauch, den Brüsten oder den Geschlechtsorganen Verletzungen vorgenommen. Während die Mehrheit sich vornehmlich an Armen und Beinen Selbstverletzungen zufügt, findet sich offensichtlich ein Zusammenhang mit höherer Suizidalität und schwerer psychischer Symptomatik bei jenen, die sich auch in anderen Körperregionen, bzw. am Körperstamm selbst verletzen (Laukkanen et al., 2013). Zusätzlich können neben offenen, sichtbaren Verletzungen auch unter der Kleidung versteckte Verletzungen vorliegen. Die Schnittverletzungen führen häufig zu einem charakteristischen Muster an Narben. Ein Nebeneinander von frischen und narbig verheilten Schnittverletzungen ist typisch. Tabelle 1 gibt auf der Basis einer Auswertung mehrerer Studien (Nitkowski, 2009; zitiert nach Petermann & Nitkowski, 2011) eine Übersicht über die prozentuale Verteilung von Selbstverletzungsmethoden und Lokalisation der Verletzungen am Körper. Studien an großen Schülerstichproben zeigen, dass Jugendliche mit NSSV häufig mehrere Selbstverletzungsmethoden einsetzen und diese Methoden auch geschlechtsabhängig variieren (Brunner et al., 2014). Während Mädchen sich deutlich häufiger schneiden, fügen sich Jungen häufiger durch Verbrennen oder Sich-Schlagen Verletzungen zu (Barrocas et al., 2012). Die Art der gewählten Methode scheint auch von „gewünschten“ Funktionen und spezifischen Persönlichkeitsfaktoren beeinflusst zu werden (Robertson et al., 2013).

Methodik ist geschlechtsabhängig

Tabelle 1: Prozentuale Verteilung von Personen mit selbstverletzendem Verhalten über Selbstverletzungsmethoden und Lokalisation der Verletzung am Körper (nach Nitkowski, 2009; zitiert nach Petermann & Nitkowski, 2011)

Selbstverletzungsmethode	%	Lokalisation der Verletzung am Körper	%
Schneiden/Ritzen	61,8	Arm-/Handgelenke	64,3
Kratzen/Kneifen	42,7	Hand/Finger	45,0
Beißen	29,4	Beine	36,9
Stechen	27,6	Kopf/Hals/Gesicht	26,4
An-/Selbstschlagen	26,5	Bauch	25,5
Abheilungsstörung	25,6	Unterleib/Genitalien	15,6
Verbrennen/Verbrühen	22,0	Brust	15,2

1.3 Klassifikation

Nimmt man die aktuellen Klassifikationssysteme zur Klärung zur Hand, so muss festgehalten werden, dass in der aktuellen Klassifikation psychischer Störungen der World Health Organization (WHO, 1992), der ICD-10, NSSV nicht als eigenständige Störung klassifiziert werden kann. Das selbstverletzende Verhalten ist eines der neun Diagnosekriterien der emotional instabilen Persönlichkeitsstörung des Borderline-Typus (F60.31). Grundsätzlich besteht im Rahmen des multiaxialen Klassifikationssystems der ICD-10 die Möglichkeit auf der 4. Achse eine „Vorsätzliche Selbstschädigung" (ICD-10 X77-X79, X88, X84) zu codieren, jedoch ohne genauere Definition dieser Gruppe, daher wird diese Kategorie im klinischen Alltag häufig nicht verwendet (Plener, Kapusta, Kölch, Kaess & Brunner, 2012).

NSSV im DSM-5

Das Diagnostische Manual psychischer Störungen hat in seiner neusten Version, dem DSM-5, NSSV als Forschungsdiagnose aufgenommen (APA, 2013). Um als vollständige Störung in einer weiteren Überarbeitung aufgenommen zu werden, braucht es daher weitere Forschung zur Abgrenzung von anderen psychischen Störungen. In Kasten 1 sind die Kriterien für die Forschungsdiagnose NSSV des DSM-5 aufgeführt. Es bleibt abzuwarten, inwieweit es eine Annäherung zwischen DSM und ICD geben wird, und ob im ICD-11 NSSV als Diagnose aufgenommen wird.

Kasten 1: Forschungskriterien für Nichtsuizidale Selbstverletzungen nach DSM-5 (Abdruck erfolgt mit Genehmigung aus der deutschen Ausgabe des Diagnostic and Statistical Manual of Mental Disorders, Fifth Edition © 2013, Dt. Ausgabe: © 2015, American Psychiatric Association. Alle Rechte vorbehalten)

A. Die Person hat sich im letzten Jahr an fünf oder mehr Tagen absichtlich selbst Schaden an der Körperoberfläche in einer Weise zugefügt, dass dies zu Blutungen, Blutergüssen oder Schmerz (z. B. durch Schneiden, Brennen, Stechen, Hauen, starkes Reiben) geführt hat. Dies ist in der Erwartung geschehen, dass die Verletzung nur zu geringem oder mäßigem körperlichen Schaden führt (d. h. es bestand keine suizidale Absicht).

Beachte: Das Nichtvorhandensein einer Suizidabsicht wurde entweder durch die Person bestätigt oder kann daraus geschlossen werden, dass die Person wiederholt selbstschädigende Verhaltensweisen zeigt, von denen sie weiß oder gelernt hat, dass sie wahrscheinlich nicht zum Tod führen.

B. Die Person führt das selbstverletzende Verhalten mit mindestens einer der folgenden Erwartungen aus:
1. Um Entlastung von negativen Gefühlen oder einem negativen kognitiven Zustand zu erleben.
2. Um zwischenmenschliche Probleme zu lösen.
3. Um einen positiven Gefühlszustand herbeizuführen.

Beachte: Die angestrebte Entlastung oder Reaktion wird während oder kurz nach der Selbstverletzung erlebt. Das Verhaltensmuster der Person kann eine Abhängigkeit von der wiederholten Ausführung des selbstverletzenden Verhaltens nahelegen.

C. Die absichtliche Selbstverletzung wird von mindestens einem der folgenden Merkmale begleitet:
1. Zwischenmenschliche Probleme oder negative Gefühle oder Gedanken wie Depression, Angst, Anspannung, Ärger, generalisiertes subjektives Leiden oder Selbstkritik unmittelbar vor dem selbstverletzendem Verhalten.
2. Vor der Einleitung des Verhaltens besteht eine Phase des gedanklichen Verhaftetseins mit dem beabsichtigten Verhalten, welches schwer kontrolliert werden kann.
3. Häufige Gedanken an Selbstverletzungen, die sich nicht im Verhalten niederschlagen müssen.

D. Das Verhalten ist nicht sozial sanktioniert (z. B. Body-Piercing, Tattoos, Teil eines religiösen oder kulturellen Rituals) und beschränkt sich nicht auf das Aufkratzen von Schorf oder das Beißen von Nägeln.

E. Das Verhalten oder dessen Folgen verursachen in klinisch bedeutsamer Weise Leiden oder Beeinträchtigungen in sozialen, ausbildungsrelevanten oder anderen wichtigen Funktionsbereichen.

F. Das Verhalten tritt nicht ausschließlich während psychotischer Episoden, eines Delirs, einer Substanzintoxikation oder einem Substanzentzug auf. Bei Personen mit einer Störung der neuronalen und mentalen Entwicklung tritt das Verhalten nicht als Teil eines Musters repetitiver Stereotypien auf. Das Verhalten kann nicht besser durch eine andere psychische Störung oder einen medizinischen Krankheitsfaktor erklärt werden (z. B. psychotische Störung, Autismus-Spektrum-Störung, Intellektuelle Beeinträchtigung, Lesch-Nyhan-Syndrom, Stereotype Bewegungsstörung mit selbstverletzendem Verhalten, Trichotillomanie [Pathologisches Haareausreißen], Dermatillomanie [Pathologisches Hautzupfen/-quetschen]).

1.4 Epidemiologie und Verlauf

In internationalen Studien zur Häufigkeit von NSSV zeigt sich – vergleicht man Daten aus Schülerpopulationen – ein relativ homogenes Bild. Im Rahmen einer systematischen Überblicksarbeit von 52 weltweit durchgeführten Studien wurde eine mittlere Lebenszeitprävalenz von zumindest einmaligem NSSV von 18 % bei Jugendlichen beschrieben (Muehlenkamp et al., 2012). Aus Schülerstichproben in Deutschland wurde eine Lebenszeitprävalenz von 25,6 % für zumindest einmaliges NSSV berichtet, wobei sich zeigte, dass sich unter Verwendung gleicher Instrumente in vergleichbaren Schülerstichproben keine Unterschiede in der Prävalenz zwischen Jugendlichen aus dem Süden Deutschlands und Jugendlichen aus dem mittleren Westen der USA beschreiben ließen (Plener et al., 2009). In einer anderen Schülerstichprobe wurde eine 1-Jahresprävalenz von 10,9 % gelegentlichem NSSV (1- bis 3-mal) und 4 % repetitivem NSSV (≥ 4-mal) berichtet (Brunner et al., 2007). In einem Vergleich deutschsprachiger Länder zeigte sich die höchste 6-Monatsprävalenz zumindest einmaligen NSSVs bei Jugendlichen aus Deutschland (14 %) im Vergleich zu Österreich (11 %) und der Schweiz (7,6 %) (Plener, Fischer, In-Albon, Rollett, Nixon, Groschwitz & Schmid, 2013). Aus der internationalen und deutschsprachigen Literatur liegen auch bereits erste Studien vor, die auf die aktuell im DSM-5 publizierten NSSV-Kriterien Bezug nehmen. In einer schwedischen Studie an 3060 Jugendlichen (7 bis 17 Jahre) aus dem Schulsetting, wurden einmalige Selbstverletzungen von 35,6 % der Schüler berichtet und 6,7 % erfüllten die NSSV-Kriterien (Zetterqvist et al., 2013). In den USA wurde von Glenn und Klonsky (2013) die Prävalenz von NSSV an einer Population von 198 kinder- und jugendpsychiatrischen Patienten zwischen 12 und 18 Jahren untersucht, wobei sich eine 12-Monatsprävalenz von 50 % der Patienten für die NSSV-Diagnosekriterien zeigte, zusätzlich berichteten weitere 4 % der Patienten die Kriterien in der Vergangenheit erfüllt zu haben, aktuell aber nicht mehr (Glenn & Klonsky, 2013).

Bei Prävalenzraten sollte zwischen einmaligem und repetitiven NSSV unterschieden werden

In Deutschland wurde in einer retrospektiven Datenanalyse festgestellt, dass etwa 4 % der Jugendlichen aus Schulstichproben das Häufigkeitskriterium der NSSV-Diagnose des DSM-5 (an 5 Tagen innerhalb eines Jahres) erfüllen würden (Plener, Kapusta, Kölch, Kaess & Brunner, 2012). In einer klinischen kinder- und jugendpsychiatrischen Stichprobe in Deutschland wurde eine Prävalenz von 49,6 % für NSSV beschrieben (Kaess et al., 2013). Eine Einschätzung der Prävalenz von NSSV in der deutschen Allgemeinbevölkerung steht noch aus.

Zusammenfassend kann also festgehalten werden, dass etwa ein Viertel der Jugendlichen in Deutschland zumindest einmalig NSSV angewandt haben, wobei nur ein kleiner – aber nicht unerheblicher – Teil davon auch repetitives NSSV zeigt. Geht man davon aus, dass ca. 4 % die Häufigkeitskriterien, die im DSM-5 definiert werden erfüllen, so spricht man hier von einem gesundheitlichen Problem, das in etwa das Ausmaß der Prävalenz der ADHS annimmt. In anderen Worten kann davon ausgegangen werden, dass in einer durchschnittlichen neunten Klasse etwa sechs Jugendliche Erfahrungen mit NSSV gemacht haben, etwa drei davon haben sich einmal im letzten Jahr selbst verletzt und etwa ein Jugendlicher zeigt wiederholtes NSSV.

Erstauftretensalter von NSSV

Das durchschnittliche Alter, in dem NSSV begonnen wird, liegt zwischen dem 12. und 14. Lebensjahr. In den aus Deutschland vorliegenden Studien wird ein deutlich höherer Anteil an weiblichen Jugendlichen mit Erfahrungen mit NSSV und selbstschädigendem Verhalten berichtet (Brunner et al., 2007; Plener et al., 2009). International wurden auch Studien berichtet, in denen man ein ausgeglicheneres Geschlechterverhältnis findet. Dies mag auch damit zusammenhängen, welche Formen selbstverletzenden Verhaltens in den Studien erfasst werden, da nach außen gerichtetes aggressives Verhalten mit der Intention sich selbst zu schädigen (z. B. gegen eine Wand schlagen) sich häufiger bei männlichen Jugendlichen und jungen Erwachsenen finden (Whitlock et al., 2008, 2011).

Verlauf

NSSV tritt häufig zyklisch auf, d. h. nach einer Phase von NSSV wird dieses zunächst beendet und dann zu einem späteren Zeitpunkt wieder aufgenommen. Auch wenn NSSV mehrheitlich in der Adoleszenz auftritt, ist es falsch anzunehmen, dass NSSV ein vorübergehendes Problem in der Adoleszenz darstellt. Ergebnisse einer College-Umfrage zeigte, dass 30 bis 40 % der Studierenden berichteten, dass sie mit 17 Jahren oder älter mit NSSV begonnen haben (Whitlock et al., 2006). Obwohl die Mehrheit der Studierenden angab, mit dem Verhalten im Verlauf von 5 Jahren aufgehört zu haben, zeigte sich, dass das Verhalten bis ins Erwachsenenalter andauern kann. Welche Faktoren zum Verlauf beitragen, ist noch unklar. Dies liegt auch daran, dass bislang erst sehr wenige Längsschnittstudien über den Verlauf von NSSV vom Jugend- bis ins Erwachsenenalter vorliegen.

NSSV nimmt im jungen Erwachsenenalter ab

In einer bevölkerungsbasierten Stichprobe wurden 1943 Jugendliche durchschnittlich vom 15.9 Lebensjahr bis zum Alter von 29 Jahren untersucht. In der Adoleszenz gaben 8 % (n = 149) selbstschädigendes Verhalten an. Bis zum jungen Erwachsenenalter zeigte sich eine signifikante Reduktion des NSSV, insgesamt 7 % gaben an, kein selbstschädigendes Verhalten mehr zu zeigen. Die Kontinuität war bei weiblichen jungen Erwachsener größer als bei männlichen jungen Erwachsenen (Moran et al., 2012). Prädiktoren für die Inzidenz von selbstschädigendem Verhalten in der Adoleszenz waren Depression, Angst, antisoziales Verhalten, Nikotin, Cannabis und Alkoholkonsum. Prädiktoren für die Inzidenz von selbstschädigendem Verhalten im jungen Erwachsenenalter waren Angst- und Depressionssymptome in der Adoleszenz. Repetitives selbstschädigendes Verhalten trat häufig im Zusammenhang mit weiteren psychischen Problemen auf.

Der Einfluss der Qualität interpersoneller Beziehungen auf die Entwicklung von NSSV wurde in einer prospektiven Längsschnittstudie über 2,5 Jahre bei Jugendlichen zwischen 11 und 14 Jahren untersucht (Hankin & Abela, 2011). Die Ergebnisse weisen darauf hin, dass eine geringe Beziehungsqualität ein proximaler Risikofaktor für die Entwicklung von NSSV darstellt, der zwischen Jugendlichen mit NSSV und gesunden Jugendlichen unterscheidet.

Prädiktoren für weiterführendes NSSV sind Frequenz, mehrere Methoden und eine schlechte Beziehungsqualität

Des Weiteren besteht ein erhöhtes Risiko für wiederholtes NSSV nach einer ersten NSSV-Episode (Jacobson & Gould, 2007). In der Studie von Glenn und Klonsky (2011) wurden 51 College-Studierende mit NSSV über ein Jahr beobachtet; 32 der 51 Teilnehmer (62 %) verletzten sich im Verlauf des Jahres weiterhin selbst. Der beste Prädiktor für fortgesetztes NSSV war vorangegangenes NSSV. Je häufiger sie sich selbst verletzten und je mehr Methoden sie anwendeten, desto eher verletzten sie sich auch noch im darauffolgenden Jahr. Ähnliche Ergebnisse werden auch aus einer 5-Jahres-Längsschnittstudie an 2924 skandinavischen Jugendlichen berichtet (Wichstrøm, 2009). Zu den prädiktiven Faktoren zur Entwicklung von NSSV gehörten (neben einer Geschichte von NSSV) weibliches Geschlecht, sowie die frühe Aufnahme sexueller Kontakte, während ein für NSSV spezifischer protektiver Faktor die von den Jugendlichen wahrgenommene soziale Unterstützung durch Freunde darstellte (Wichstrøm, 2009).

1.5 Komorbidität und Differenzialdiagnostik

Die häufigsten komorbiden Störungen zu NSSV sind affektive Störungen

Mehrere Studien zeigen, dass NSSV häufig komorbid mit anderen psychischen Störungen, aber auch in Abwesenheit einer Diagnose auftreten kann (Jacobson et al., 2008; Nock et al., 2006; In-Albon et al., 2013; Stanford et al., 2009). Komorbide Störungen sollten daher auch immer differenzialdiagnostisch in Erwägung gezogen werden. Die häufigsten komorbiden Diagnosen von NSSV sind affektive Störungen. Bei Jugendlichen sind Angststörungen (insbesondere Soziale Angststörung), Posttraumatische Belastungsstörungen, Substanzmissbrauch und externalisierende Störungen weitere häufige komorbide Diagnosen (Nitkowski & Petermann, 2011; In-Albon et al., 2013). Bei den Persönlichkeitsstörungen ist die emotional instabile Persönlichkeitsstörung vom Borderline-Typus am häufigsten komorbide vorhanden (Nock et al., 2006). Die komorbiden Störungen scheinen sich zwischen Jugendlichen und Erwachsenen in Detail zu unterscheiden. In einer systematischen Literaturübersicht (in die größtenteils Studien mit Teilnehmern aus dem klinischen Bereich eingeschlossen wurden) konnte von Nitkowski und Petermann (2011) gezeigt werden, dass sich externalisierende Störungsbilder und affektive Störungen häufiger bei Jugendlichen mit NSSV zeigten, während etwa Erwachsene mit NSSV häufiger von Essstörungen berichteten (vgl. Tabelle 2). Zukünftige Studien sollten untersuchen, ob sich die Komorbidität zwischen Jugendlichen mit einmaligem und repetitivem NSSV unterscheidet.

Tabelle 2: Mittlere Häufigkeit psychischer Erkrankungen bei Jugendlichen mit NSSV (modifiziert nach Nitkowski & Petermann, 2011; nur Studien mit hinreichender Messgüte und mind. einer Episode von NSSV eingeschlossen)

Psychische Störung	Jugendliche mit NSSV
Affektive Störungen	44,2 %
Essstörungen	5 %
Externalisierende Störungen	25,6 %
Substanzmissbrauch und -abhängigkeit	23,5 %
Persönlichkeitsstörungen	46,7 %

Die häufigsten Störungsbilder, die im Zusammenhang mit NSSV im Jugendalter anzutreffen sind, werden im Folgenden vorgestellt:

NSSV und Adoleszentenkrise

In der Adoleszenz können vorübergehende Verhaltensabweichungen auftreten und die Abgrenzung einer solchen krisenhaften Zuspitzung der ohnehin typischen Probleme in der Adoleszenz von der Entwicklung manifester psychischer Erkrankungen wie Depression oder einer Borderline-Persönlichkeitsstörung kann bisweilen schwierig sein (Brunner & Resch, 2008). Passagere Auffälligkeiten, wie der Probierkonsum von Substanzen oder auch einmaliges selbstverletzendes Verhalten, sollten nicht als pathologisch eingestuft werden (siehe auch Plener et al., 2012). Selbstschädigendes Verhalten, welches im Rahmen von Adoleszentenkrisen auftreten kann, ist häufig gelegentlich, zeitlich begrenzt und steht meist in Beziehung zu schulischen und familiären Beziehungen (Brunner et al., 2007). Das pathologische, repetitive NSSV zeigt meist einen deutlicheren Zusammenhang zur Psychopathologie. Daher ist es sinnvoll für die Diagnosestellung von NSSV – wie im DSM-5 geschehen – das Vorhandensein von repetitivem NSSV zu fordern.

Einmaliges NSSV sollte nicht als pathologisch eingestuft werden

Vorsicht ist dennoch geboten, denn es kann auch ein Übergang substanzieller Anteile von Adoleszentenkrisen in psychische Krankheitsbilder (Remschmidt, 1992) sowie ein Anhalten krisenhafter Risikoverhaltensweisen und psychischer Auffälligkeiten bis ins Erwachsenenalter beobachtet werden.

NSSV und Borderline Persönlichkeitsstörung (BPS)

Selbstverletzendes Verhalten ist im ICD-10, DSM-IV-TR bzw. auch im DSM-5 ein Kriterium der Borderline-Persönlichkeitsstörung (BPS) und stellt bei Jugendlichen mit BPS das am häufigsten erfüllte Kriterium der BPS dar (Kaess et al., 2013). Viele Studien bestätigen, dass die BPS zu den wesentlichen Differenzialdiagnosen von selbstverletzendem Verhalten gehört und ein signifikanter Prädiktor für das Auftreten von selbstverletzendem Verhalten ist (Glenn & Klonsky, 2011; Leichsenring, Leibing, Kruse, New & Leweke, 2011; Nock et al., 2006; Wilcox et al., 2012).

NSSV ≠ Borderline Persönlichkeitsstörung

Es ist jedoch nicht so, dass von selbstverletzendem Verhalten auf eine BPS oder umgekehrt zu schließen wäre. Daten weisen darauf hin, dass nur ca. 50 % der Jugendlichen mit NSSV unter einer BPS leiden (Herpertz, 1995; Nock et al., 2006; Schmid et al., 2008; Zlotnick et al., 1999), und es gibt auch einige jugendliche Patienten mit BPS, welche kein NSSV zeigen (Kaess et al., 2013). Obwohl die beiden Bereiche also voneinander unabhängig auftreten können, haben sie auch deutliche Gemeinsamkeiten. Eine grundlegende Gemeinsamkeit der beiden Störungsbilder ist die Schwierigkeit negative Emotionen zu regulieren. So ist eine dysfunktionale Emotionsregulation ein Hauptmerkmal von NSSV (Klonsky, 2007, 2009) und der BPS (Glenn & Klonsky, 2009).

NSSV und Depression

Empirische Befunde legen eine deutliche Assoziation von selbstverletzendem Verhalten und Depression im Jugendalter nahe (Kaess, 2012a; In-Albon et al., 2013). Mehrfach konnte die affektive Störung bzw. Depressivität (in Kombination mit Angst) als Prädiktor für selbstverletzendes und selbstschädigendes Verhalten bei Jugendlichen identifiziert werden (Brunner et al., 2007; Wilcox et al., 2012).

NSSV und Störung des Sozialverhaltens

Selbstverletzendes Verhalten tritt häufig gemeinsam mit Störungen des Sozialverhaltens auf; dieser Befund zeigte sich sowohl in jugendpsychiatrischen Stichproben (Salbach-Andrae, Lenz, Klinkowski, Pfeiffer & Lehmkuhl, 2007) als auch in Studien an der Allgemeinbevölkerung. In der Heidelberger Schulstudie (Brunner et al., 2007) erwiesen sich delinquente Verhaltensweisen als zweitstärkster Prädiktor für selbstschädigendes Verhalten, was einen Zusammenhang zwischen dissozialen und autoaggressiven Verhaltensweisen nahe legt. Belege hierfür ergeben sich auch aus Untersuchungen inhaftierter Jugendlicher, bei denen mehrere Arbeitsgruppen deutlich erhöhte Prävalenzraten von selbstverletzendem

Verhalten im Vergleich zur Normalbevölkerung fanden (Matsumoto et al., 2005; Penn, Esposito, Schaeffer, Fritz & Spirito, 2003).

NSSV und Substanzkonsum

Sowohl in der Heidelberger Schulstudie als auch in internationalen Studien (Hawton et al., 2002; O'Connor, Rasmussen, Miles & Hawton, 2009) erwies sich selbstschädigendes Verhalten als deutlich assoziiert mit Rauchen, Alkoholkonsum sowie dem Konsum illegaler Drogen. Die hohen Korrelationen von NSSV bzw. auch von suizidalem Verhalten, Substanzkonsum und anderen Risikoverhaltensweisen werden auf emotionale Schwierigkeiten zurückgeführt. So stehen Probleme innerhalb der Familie, der Peer-Gruppe und der Schule sowohl mit Substanzkonsum als auch mit NSSV in Verbindung. In vielen Fällen können die Verhaltensweisen als dysfunktionaler Bewältigungsversuch bei aversiven emotionalen Zuständen angesehen werden. Assoziierte Themen bei Patienten mit NSSV und suizidalem Verhalten sollten immer angesprochen und miterfasst werden.

Substanzkonsum sollte bei NSSV immer erhoben werden

NSSV und Essstörungen

Bereits seit längerem existieren Befunde zum Zusammenhang von Essstörungen und NSSV (Herpertz & Sass, 1994; Claes & Muehlenkamp, 2014). Besonders deutlich sind diese laut Ruuska, Kalziala-Heino, Rantanen und Koivisto (2005) für die Bulimia nervosa (F50.2 nach ICD-10).

Als ursächlich für die Assoziation von bulimischer Symptomatik und NSSV werden ein hohes Maß an Impulsivität sowie die gleiche zugrundeliegende Funktion, die Affektregulation, diskutiert. Damit einhergeht, dass beide Verhaltensweisen gehäuft bei der Borderline-Persönlichkeitsstörung auftreten, gelegentlich auch in alternierender Form den sogenannten Symptom-Shifts.

Weniger deutliche Befunde hinsichtlich dieses Zusammenhangs wurden für die Anorexia nervosa (F50.0 nach ICD-10) gefunden (Ruuska et al., 2005). An nahezu allen bisherigen Studien ist zu kritisieren, dass keine Differenzierung nach Subtypen der Patienten (restriktiver Typus oder Purging-Typus) vorgenommen wurde. In der Studie von Salbach-Andrae und Kollegen (2007) bestand eine deutliche Assoziation der Diagnose Anorexia nervosa vom Purging-Typus (sowie der Bulimia nervosa) mit NSSV.

NSSV und Suizidalität

Auch wenn NSSV und suizidales Verhalten in Bezug auf Motivation/Absicht und medizinische Schwere zu unterscheiden sind, sind die beiden

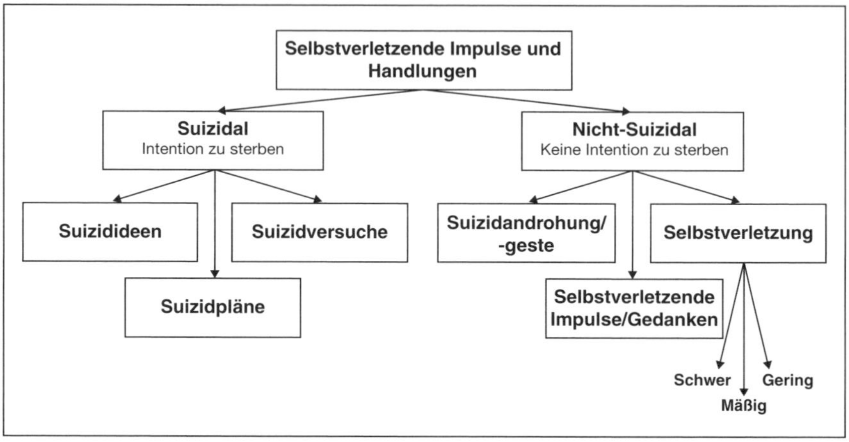

Abbildung 1: Klassifikation selbstverletzender Impulse und Handlungen (übersetzt nach Nock, 2010)

Auffälligkeiten nicht unabhängig voneinander. Abbildung 1 zeigt die Differenzierung der Phänomenologie von NSSV und suizidalem Verhalten, die sich im Wesentlichen durch die Absicht zu sterben bzw. die Absicht nicht zu sterben unterscheidet.

NSSV ist ein Risikofaktor für Suizidalität

Das Vorliegen von NSSV korreliert mit einer erhöhten Suizidalität (Klonsky & Olino, 2008) und stellt einen Risikofaktor für spätere Suizidversuche dar (Asarnow et al., 2011; Wilkinson et al., 2011). Es zeigte sich, dass NSSV und Suizidalität viele gemeinsamen Risikofaktoren aufweisen (Andover et al., 2012). Daher ist es unumgänglich das Suizidrisiko in der Diagnostik von NSSV zu erfassen. Dies impliziert auch, dass früh im diagnostischen Prozess über Einschränkungen der Schweigepflicht (z. B. bei Vorliegen von Selbstgefährdung) informiert wird.

Drei Faktoren sind für die Differenzialdiagnostik zur Suizidalität relevant. Der erste Faktor bezieht sich auf die Absicht des Verhaltens. Im Gegensatz zu endgültigen Absichten bei suizidalem Verhalten liegt beim NSSV keine Absicht zu Sterben vor. Primäres Ziel beim NSSV ist die Reduktion von negativen Gefühlen. Der zweite Faktor umfasst die medizinische Schwere. Im Gegensatz zu Suizidversuchen sind beim NSSV die medizinischen Verletzungen geringer. Der dritte Faktor beschreibt die Häufigkeit des Verhaltens. NSSV wird sehr viel häufiger durchgeführt als suizidales Verhalten.

Zentral ist die regelmäßige Erhebung der Suizidabsicht und entsprechenden Risikofaktoren

Im diagnostischen Prozess geht es zum einen darum das Vorliegen von Suizidabsichten während selbstverletzender Handlungen zu erfassen und zum anderen Faktoren des NSSV zu erheben, welche mit erhöhter Suizidalität einhergehen, z. B. die Anwendung mehrerer Methoden von NSSV, eine langandauernde Geschichte von NSSV, keine Schmerzwahrnehmung während dem NSSV und das Durchführen von NSSV in Isolation (Glenn & Klonsky, 2009; Nock et al., 2006). Weitere Variablen können das Suizidrisiko bei Individuen mit NSSV erhöhen wie beispielsweise Depressivität, Hoffnungslosigkeit, Impulsivität, negative Selbstbewertung, Anhedonie und eine pessimistische Zukunftsaussicht (Dougherty et al., 2009; Muehlenkamp & Gutierrez, 2007).

Neben den beschriebenen häufig komorbid auftretenden Störungen sind weitere differenzialdiagnostische Aspekte beim NSSV zu beachten. Tabelle 3 gibt einen Überblick über wichtige differenzialdiagnostische Aspekte von NSSV.

Trichotillomanie. Haare ausreißen kann eine Methode im Rahmen von selbstschädigenden Handlungen darstellen. Falls das selbstschädigende Verhalten ausschließlich aus wiederholtem Ausreißen des eigenen Haars besteht, sollte die Diagnose Trichotillomanie abgeklärt werden. Wichtig dabei ist die Erhebung der Funktion des Verhaltens.

Körperdysmorphe Störung, Skin Picking oder Excoriations Störung. Patienten mit einer Körperdysmorphen Störung können wiederholtes Abzupfen von Haut zeigen. Dieses Verhalten dient den Patienten dazu, einem eingebildeten Mangel oder einer Entstellung der äußeren Erscheinung entgegen zu wirken. Falls nur dieses Verhalten auftritt, wäre das Abzupfen der Haut eher als Konsequenz der Körperdysmorphen Störung zu sehen als NSSV. Falls die Selbstverletzung ausschließlich in wiederholtem Zupfen an der Haut besteht, sollte eine Skin Picking-Störung abgeklärt werden, die zumeist auf ein Areal beschränkt bleibt, ohne Verwendung von Hilfsmitteln erfolgt und auch zu einer Reduktion eines Dranges führt.

Zwangsstörung. NSSV sollte zudem von der Zwangsstörung abgegrenzt werden. Eine Zwangsstörung zeichnet sich durch Zwangsgedanken aus, welche zu Anspannung und Angst führen, die versucht werden mit Zwangshandlungen zu reduzieren. D. h. während bei der Zwangsstörung die Zwangsgedanken die Ursache für Angst und Anspannung darstellen, ist bei NSSV der Drang sich selbst zu verletzen eine Folge von Anspannung oder anderen negativen Emotionen.

Artifizielle Störung. In Abgrenzung zur offenen Selbstbeschädigungshandlung sind auch heimliche Selbstbeschädigungshandlungen, die artifizielle Störung, zu nennen (vgl. Noeker, 2008). Bei der artifiziellen Störung wird die Selbstbeschädigung verheimlicht und dient insbesondere der Einnahme und Aufrechterhaltung der Patientenrolle. Im Mittelpunkt steht die künstliche Erzeugung, Aggravation oder Vortäuschung von körperlichen oder psychischen Krankheitssymptomen (Anämien, Wundheilungsstörungen, unklares Fieber etc.). Provoziert werden damit häufig weitere medizinische Eingriffe mit vielfältigen intra- und interpersonellen Konsequenzen.

Stereotype Selbstverletzungen. Stereotype Selbstverletzungen treten häufiger im Kontext tiefgreifender Entwicklungsstörungen auf, dann v. a. in

Phasen von hoher Anspannung oder im Sinne einer Selbststimulation. Häufig finden sich hier auch andere Formen der Selbstverletzung, wie etwa das Aufschlagen des Kopfes. Repetitive autoaggressive Stereotypien können auch bei Kindern, Jugendlichen und Erwachsenen mit einer schweren Intelligenzminderung sowie hirnorganischen Störungen oder schweren Stoffwechselstörungen (Lesch-Nyhan-Syndrom), vor allem in Form von Schlagen, Beißen, Kratzen, Haare ausreißen auftreten. In der DSM-5-Klassifikation werden diese Erscheinungsformen dezidiert nicht zum NSSV gezählt.

Psychotische Störungen. Autoaggressive Handlungen im Rahmen psychotischer Störungen treten häufig nur vereinzelt und dann nicht selten mit schweren Ausbildungsgraden auf. Diese Handlungen können bis zu erheblichen Selbstverstümmelungen führen und finden sich gehäuft im Zusammenhang mit Sinnestäuschungen oder Wahnideen religiösen oder sexuellen Inhaltes (Herpertz & Sass, 1994).

Tabelle 3: Differenzialdiagnostische Aspekte von NSSV

Störungsbild	Unterschiede
Borderline-Persönlichkeitsstörung (BPS)	– NSSV ist ein Symptom von BPS, tritt aber auch bei anderen Störungsbildern auf. – Bei BPS werden häufig auch aggressive und feindselige Verhaltensweisen beobachtet, während NSSV häufiger mit Phasen von Nähe, positiven Beziehungen und kollaborativen Verhaltensweisen vergesellschaftet ist. – Unterschiede in der Beteiligung verschiedener Neurotransmittersysteme
Suizidales Verhalten	– Keine suizidale Intention bei NSSV – NSSV dennoch Risikofaktor für Suizidversuche
Trichotillomanie	– Ausreißen der Haare als Hauptmerkmal – Trichtotillomanie v.a. in Phasen der Entspannung oder Ablenkung
Stereotype Selbstverletzungen	– Häufig: Anschlagen des Kopfes, selbstgerichtetes Beißen bzw. Schlagen – Oft mit Entwicklungsrückstand assoziiert – Häufig in Phasen intensiver Konzentration oder bei geringer externer Stimulation
Excoriationen („skin picking“)	– Meistens auf ein Areal (häufig: Gesicht oder Kopfbereich) beschränkt, das als makelhaft gesehen wird – Wie bei NSSV: häufig auch vorangehender „Drang“ und nachfolgend angenehmes Gefühl – Meist keine Verwendung von Hilfsmitteln

1.6 Risikofaktoren und Ätiologiemodell

In einer Literaturübersicht konnten von Fliege et al. (2009) mehrere Risikofaktoren für NSSV identifiziert werden (vgl. Kasten 2).

Kasten 2: Risikofaktoren für NSSV (nach Fliege et al., 2009)

- Psychische Erkrankung eines Elternteils
- Trennung der Eltern
- Arbeitslosigkeit
- Missbrauch bzw. Misshandlung in der Kindheit
- Somatische Beschwerden
- Depression
- Aggressivität
- Ängste
- Alexithymie
- Geringer Selbstwert
- Selbstabwertung
- Hoffnungslosigkeit

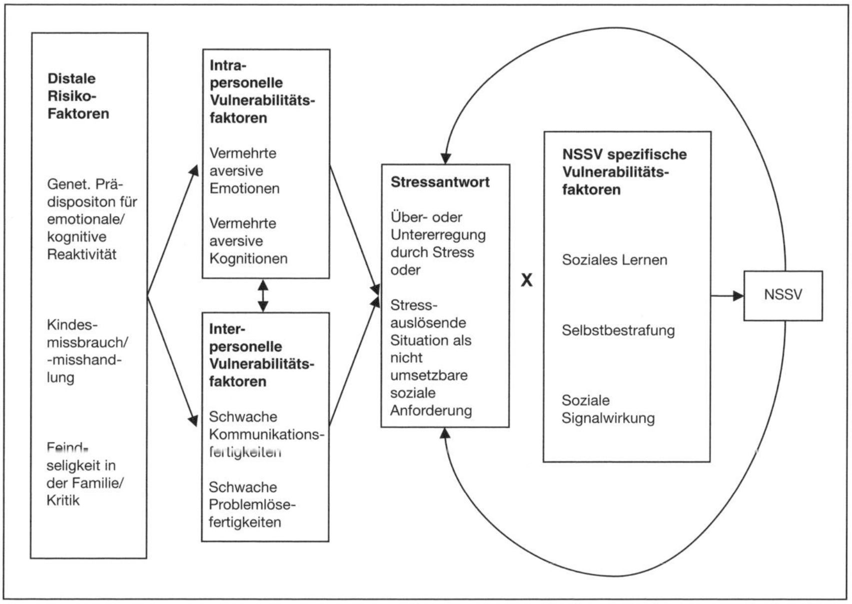

Abbildung 2: Integriertes theoretisches Modell nach Nock (2010, dt. Übersetzung: Plener et al., 2012)

Biologische, soziale und psychische Faktoren sind bedeutsam

Von Nock (2010) wurde ein integriertes Modell zur Entstehung von NSSV vorgeschlagen (vgl. Abbildung 2). Dabei werden als distale Risikofaktoren eine genetische Prädisposition, Kindesmisshandlung und Kindesmissbrauch sowie ein feindseliges Familienklima angenommen, die beim Vorliegen von intra- oder interpersonellen Vulnerabilitätsfaktoren in einer defizitären Stressregulationskapazität kumulieren. Sollten dann

NSSV spezifische Vulnerabilitätsfaktoren bestehen, so kann es dazu kommen, das NSSV zur Bewältigung einer Stressreaktion eingesetzt wird.

Betrachtet man die distalen Risikofaktoren so wird im Bereich der genetischen Vulnerabilität der Einfluss neurobiologischer Korrelate auf NSSV angesprochen. Unter anderem konnte gezeigt werden, dass sich im Bereich der „Stressachse" (Hypothalamus-Hypophysen-Nebennierenrinde) Abweichungen bei Jugendlichen mit NSSV finden lassen, wenn man sozialen Stress induziert (Kaess et al., 2012). In dieselbe Richtung weisen Befunde aus der bildgebenden Forschung, die eine erhöhte Aktivierung emotionsverarbeitender Strukturen im Gehirn (etwa der Amygdala und des anterioren cingulären Cortex ACC) beim Betrachten von negativen sowie auch neutralen Bildstimuli beschreiben (Plener, Bubalo, Fladung, Ludolph, & Lulé, 2012). Ergebnisse, die mit Befunden bei erwachsenen Patienten mit einer BPS vergleichbar erscheinen (etwa Niedtfeld et al., 2010). Obgleich bislang mehrere Neurotransmittersysteme mit NSSV in Zusammenhang gebracht wurden (f. einen Überblick s. Groschwitz & Plener, 2012), scheint insgesamt momentan ein Einfluss aus dem Bereich des Systems der endogenen Opioide am wahrscheinlichsten. Von Stanley et al. (2010) wurde beschrieben, dass sich im Liquor cerebrospinalis von Patienten mit NSSV geringere Spiegel von β-Endophin und Met-Enkephalin nachweisen ließen, jedoch keine Veränderung von Serotonin oder Dopaminmetaboliten. Sher und Stanley (2009) brachten diese Beobachtung in Zusammenhang mit etwaigen traumatischen Ereignissen, die auch von Nock als distale Risikofaktoren benannt wurden. In einem systematischen Review (Klonsky & Moyer, 2008) und einer Metaanalyse (Maniglio, 2011) zeigte sich jedoch, dass sexueller Missbrauch einen eher geringen bis moderaten Einfluss auf die Entstehung von NSSV zu haben scheint und dass eher gemeinsame Variablen (wie etwa ein schwieriges familiäres Umfeld) diesen Zusammenhang konfundieren dürften. Die Forschung im Bereich des Zusammenhangs zwischen NSSV und familiären Beziehungen zeigt dagegen ein relativ einheitliches Bild. Von Kaess und Kollegen (2013) wurde der Einfluss von väterlicher Antipathie und von väterlicher Vernachlässigung auf NSSV beschrieben. Wedig und Nock (2007) zeigten den Einfluss elterlicher Kritik auf NSSV v. a. bei Jugendlichen mit vielen selbst-kritischen Kognitionen und auch von Yates und Kollegen (2008) wurde ein Zusammenhang zwischen wahrgenommener elterlicher Kritik und NSSV festgehalten.

Endogene Opioide spielen eine Rolle

Schwieriges familiäres Umfeld als Risikofaktor

Betrachtet man soziale Risikofaktoren, so konnte gezeigt werden, dass fehlende soziale Unterstützung einen Risikofaktor für NSSV darstellt (Hankin & Abela, 2011), während eine gute soziale Unterstützung einen protektiven Faktor darstellt (Wichstrøm, 2009). Jugendliche, die sich selbst verletzen, haben auch mehr Freunde, die sich ebenfalls selbst verletzen als Jugendliche ohne NSSV (Claes et al., 2010) und es zeigte sich in einer longitudinalen Analyse bei weiblichen Jugendlichen, dass NSSV bei Freunden prospektiv als Risikofaktor für die Entwicklung von NSSV anzusehen ist (Prinstein et al., 2010). Auch die Zugehörigkeit zu bestimmten Jugendkulturen scheint einen Einfluss auf das Auftreten von selbstschädigendem Verhalten zu haben. So zeigte sich bei jungen Erwachsenen ein deutlicher Zusammenhang zwischen der Identifikation mit der Gothic-Jugendkultur und selbstschädigendem Verhalten (Young et al., 2006), ein Zusammenhang, der sich auch bei Jugendlichen replizieren ließ (Young et al., 2014).

Einfluss von Jugendkulturen

In der „Environmental-Risk"-Längsschnittstudie mit einer repräsentativen britischen Kohorte von 1116 Zwillingspaaren wurden Kinder vom fünften bis 12. Lebensjahr untersucht. Bei den 12-jährigen Kindern, die sich selbst schädigten (2.9 %, n = 62) war mehr als die Hälfte (56 %, n = 62) Opfer von häufigem Bullying. Selbstschädigung wurde jedoch nur im direkten Interview mit den Müttern erfragt, nicht bei den Kindern selbst. Bullying sagte selbstschädigendes Verhalten voraus, auch wenn für emotionale- und Verhaltensstörungen, niedrigem IQ und familiären Risikofaktoren kontrolliert wurde. Kinder mit Bullying und selbstschädigendem Verhalten unterschieden sich von Kindern mit Bullying ohne Selbstschädigungen durch eine Familiengeschichte von Suizid und Suizidversuchen, komorbiden psychischen Störungen und körperlichem Missbrauch (Fisher, Moffitt et al., 2012). Auch im Internet stattfindendes sogenanntes „Cyberbullying" zeigte sich bei Jugendlichen assoziiert mit NSSV (Hay & Meldrum, 2010).

Bullying und Cyberbullying sind mit NSSV assoziiert

1.7 Prävention

Die hohen Prävalenzzahlen von NSSV bei Jugendlichen in der Allgemeinbevölkerung haben die Frage aufgeworfen, ob durch primäre oder sekundäre Präventionsmaßnahmen die Initiierung bzw. die Remission/Reduktion dieser Verhaltensweisen wirksam adressiert werden kann. Universelle Präventionsbemühungen, die durch die Erfassung großer Populationen definiert sind, bedürfen einer besonderen Legitimation, da diese Form der Intervention auch negative Konsequenzen nach sich ziehen könnte, wie z. B. die Induktion von selbstgefährdender Verhaltensweisen durch die Aufklärungsmaßnahmen und Befragungen von Jugendlichen. Jedoch weisen empirische Untersuchungen (u. a. Muehlenkamp, Walsh & McDade, 2010; Gould et al., 2005) daraufhin, dass iatrogene Schädigungen z. B. im Sinne von Ansteckungseffekten oder vermehrten suizidalen Verhaltensweisen nicht auftraten. Auch wenn der überwiegende Teil von Jugendlichen der Allgemeinbevölkerung selbstschädigendes Verhalten mit zunehmendem Lebensalter nicht mehr zeigen (Moran et al., 2012), so setzt eine substanzieller Anteil von Jugendlichen NSSV fort, häufig verbunden mit weiteren Risikoverhaltensweisen und vielfältigen psychopathologischen Symptomen. Da NSSV einen ausgeprägten Prädiktor für einen späteren Suizidversuch (Wilkinson & Goodyer, 2011) darstellt, und NSSV bei Jugendlichen auch ohne das Vorliegen einer ma-

Befragungen und Aufklärungsmaßnahmen zu NSSV haben keine iatrogenen Effekte

nifest psychischen Erkrankung vielfältige negative Konsequenzen nach sich zieht, erscheint eine frühzeitige Identifikation und Intervention folgerichtig. Primäre Präventionsbemühungen müssten bei einem sehr jungen Lebensalter ansetzte, da der Beginn von NSSV meistens schon in der Frühadoleszenz um das 12./13. Lebensjahr liegt (vgl. Plener et al., 2009). Bisher existieren keine Studien zu primären Präventionsmaßnahmen bei Jugendlichen, vielmehr dominieren wenige schulbasierte Interventionsmaßnahmen (u. a. Wasserman et al., 2010), die universelle Maßnahmen (z. B. mit einem Fokus auf vielfältige Formen gesundheitsgefährdender Verhaltensweisen) mit intendierten Maßnahmen (z. B. durch Screening Identifikation und nachfolgender Intervention bei Jugendlichen mit NSSV, suizidalen Verhaltens und anderweitiger Risikoverhaltensweisen) kombinieren. Ein Mehrebenansatz erscheint von zentraler Wichtigkeit bei der Prävention selbstschädigender, selbstverletzender und suizidaler Verhaltensweisen (Kaess, 2012b).

Zentrales Ziel von Präventionsmaßnahmen zu NSSV ist die Steigerung der Inanspruchnahme professioneller Hilfe

Eine sehr geringe Inanspruchnahme von psychologisch-/psychiatrischen Hilfen oder der primärärztlichen Versorgung ist charakteristisch bei Jugendlichen mit NSSV. Nach epidemiologischen Untersuchungen (Plener, Kaess, Bonenberger, Blaumer, Spröber, 2012) nehmen nur ca. 10 bis 12 % der Jugendlichen mit NSSV professionelle Hilfen in Anspruch, daher erscheinen schulbasierte Interventionen, die insbesondere auch die Akzeptanz professioneller Hilfen fördern sollen, besonders wertvoll. Empirische Studien (Evans et al., 2005; Fortune et al., 2008b) zeigen, dass für betroffene Jugendliche v. a. gleichaltrige Freunde erste Ansprechpartner sind, gefolgt von Lehrern und in jedoch deutlich geringerem Ausmaß vertrauensvollen Familienmitgliedern. Jugendliche erscheinen gegenüber der Inanspruchnahme professioneller Hilfen häufig ambivalent. So stehen sie häufig zwischen dem Gefühl Hilfe dringend zu brauchen und andererseits keine Hilfe zuzulassen, da es niemanden etwas anginge bzw. sie das Problem selber lösen können (Fortune et al., 2008b). Als weitere Barrieren Hilfe in Anspruch zu nehmen, werden häufig Ängste vor Stigmatisierung durch die Annahme professioneller Hilfen genannt. Vor allem Mädchen befürchteten, dass ihr Verhalten als „aufmerksamkeitssuchend“ deklariert wird und sie beschreiben fehlendes Vertrauen in Helfersysteme und mangelnde Informationen über mögliche Anlaufstellen (s. a. Fortune et al., 2008a). Da Beziehungsprobleme mit Gleichaltrigen und Schulprobleme einschließlich Mobbingerfahrungen (neben familiären Belastungen, emotionalen Problemen und anderen Risikoverhaltensweisen) am häufigsten von Jugendlichen mit NSSV berichtet werden, könnten schulbasierte Interventionen besonders wertvoll sein.

Erste empirische Studien weisen darauf hin, dass ein auf NSSV spezifiziertes Training von Beratungslehrern, Schulpsychologen und weiterem Schulpersonal (Robinson et al., 2008) zu einem verbesserten Umgang von Schulpersonal mit Jugendlichen mit NSSV geführt hatte. Umfangreiche Trainingsprogramme für „Gatekeeper“ an Schulen, die auf den

Gesamtkomplex suizidalen Verhaltens bei Schülern abzielen (Quinnet, 2007; Question, Persude & Refer, QPR), wurden auch für den Einsatz in einer aktuellen schulbasierten Studie (SEYLE-Studie; Wasserman et al., 2010) zur Intervention bei NSSV eingesetzt. Bei dieser europaweiten Studie wurden drei unterschiedliche Interventionen (Lehrerfortbildung nach dem QPR-Konzept; „Awareness"-Programm für die Schüler; zweistufiges Screeningverfahren zur Erkennung und Überweisung von Jugendlichen mit selbstschädigenden Verhaltensweisen) gegen eine minimale Interventionsmaßnahme (Informationen an Schüler durch Poster und Visitenkarten zur Förderung des Inanspruchnahmeverhaltens) auf ihre Wirksamkeit hin untersucht. Die Ergebnisse dieser Studie stehen noch aus. Bisher liegen nur die Ergebnisse eines auf NSSV spezifizierten schulbasierten Interventionsprogramms („Signs of Self-Injury; SOSI) aus den USA vor (Muehlenkamp, Walsh & McDade, 2010). Neben einer Wissensvermittlung zum Thema NSSV standen Kommunikationstrainings im Vordergrund, die die Schüler befähigen sollten, besser auf Mitschüler mit NSSV einzugehen und diese in ihrer Bereitschaft sich vertrauensvollen Erwachsenen anzuvertrauen, zu unterstützen. Auch wenn sich keine signifikante Zunahme der Inanspruchnahme professioneller Hilfen zeigte, zeigte sich ein deutlicher Trend in der Reduktion von NSSV. Während diese Studie positive Kurzzeiteffekte der Intervention nachweisen konnte, müssen zukünftige Studien auch mögliche Langzeiteffekte mit untersuchen, um eine mögliche Implementation dieses Konzeptes in Schulen nachhaltiger begründen zu können.

1.8 Therapie

Jugendlichen mit NSSV wird noch immer selten eine Behandlung zuteil. In der Heidelberger Schulstudie befanden sich fast drei Viertel aller Schüler, die von drei oder mehr Selbstverletzungen im vergangenen Jahr berichteten, nicht in weiterführender Behandlung (Kaess, 2012a). Folglich ist anzunehmen, dass eine Vielzahl der Jugendlichen mit NSSV weder eine ausreichende Diagnostik noch eine adäquate Behandlung erfährt. Die Ergebnisse einer britischen Studie zeichnen ein ähnliches Bild: Befragt nach Möglichkeiten von Prävention und Intervention bei NSSV erwogen die Jugendlichen fast ausschließlich die Kommunikation mit Freunden oder Familie (Fortune et al., 2008a). Nur ein sehr geringer Prozentsatz zog die Möglichkeit der Prävention (2 %) oder Intervention (8 %) durch Psychotherapeuten oder Psychiater in Betracht.

Aufbau von Therapiemotivation ist bei NSSV speziell herausfordernd

Es scheint, als stellten die Etablierung und Aufrechterhaltung einer langfristigen Behandlung für Jugendliche mit NSSV eine große Herausforderung dar. Dies mag in der bei Jugendlichen generell schwächer ausgeprägten Therapiemotivation begründet sein. Ein im Hinblick auf das NSSV spezifischer Grund könnte darin bestehen, dass betroffene Jugendliche eher selten Leidensdruck durch ihr selbstverletzendes Verhalten empfinden. Sie betrachten NSSV als hilfreiche Problemlösestrategie, die sie nur ungern aufgeben möchten. In-Albon und Kollegen (2013) verglichen Jugendliche, die mit Ausnahme von *Beeinträchtigung/Leidensdruck* alle Kriterien der NSSV erfüllten, und Betroffene, die die Kriterien ausnahmslos erfüllten. Sie konnten die Gruppen anhand der Methoden und der Funktionen von NSSV differenzieren. So berichteten die Jugendlichen ohne Leidensdruck und Beeinträchtigung seltener von automatischer negativer und positiver Verstärkung und gaben weniger schwere Methoden an. Zudem gaben sie signifikant weniger Suizidversuche an.

In einer systematischen Übersichtsarbeit von sechs Studien von Ougrin und Latif (2011) belief sich der Anteil der Jugendlichen mit NSSV, die an vier oder weniger Sitzungen einer spezifischen psychologischen Intervention teilnahmen, auf durchschnittlich 30 %. Ougrin und Kollegen (2011) entwickelten vor diesem Hintergrund eine Kurzintervention für Jugendliche mit NSSV, die im Rahmen der Diagnostik eingesetzt wird. Dieses sogenannte *therapeutic assessment* zielt auf die Förderung der Krankheitseinsicht sowie der Behandlungsmotivation ab (nähere Beschreibung siehe Kapitel 3). In einer ersten randomisierten kontrollierten Studie konnte eine gesteigerte Anzahl wahrgenommener Therapiesitzungen nachgewiesen werden. Eine Evidenz für ein besseres Therapieergebnis liegt bislang nicht vor.

RCTs für NSSV im Jugendalter stehen noch aus

Die derzeitige empirische Befundlage zur Therapie der Selbstverletzung insgesamt ist sehr schwach. Wirksamkeitsnachweise sowohl für die psychotherapeutische als auch die pharmakologische Behandlung stehen noch aus. Rückschlüsse auf die Behandlung von NSSV können aus Studien zum „Deliberate Self-Harm“, also dem selbstschädigendem Verhalten, oder Untersuchungen spezieller Patientenpopulationen wie etwa Betroffenen mit einer BPS gezogen werden. Diese sollten jedoch nur mit Vorsicht im Hinblick auf NSSV interpretiert werden.

1.8.1 Psychotherapie – Wirksamkeit

Es existieren inzwischen mehrere manualisierte psychotherapeutische Verfahren zur Behandlung der NSSV, die für das Jugendalter adaptiert wurden. Hierzu gehören die kognitive Verhaltenstherapie, die Dialektisch-behaviorale Therapie, die Mentalisierungsbasierte Psychotherapie, die Übertragungsfokussierte Therapie sowie die Kognitiv-analytische Therapie.

Tabelle 4 fasst die gegenwärtige Studienlage bei Jugendlichen zusammen, die zumindest richtungsweisend für die Beurteilung von Therapieverfahren zum NSSV herangezogen werden können.

Die Dialektisch-behaviorale Therapie für Jugendliche (DBT-A; Rathus & Miller, 2002, Fleischhaker et al., 2011) ist eine der häufigsten angewendeten Therapieformen in der Behandlung von Jugendlichen mit

Tabelle 4: Manualisierte Therapieformen für Jugendliche mit möglichem Effekt auf NSSV

Therapieform	Autoren	Studiendesign	Bemerkungen
Dialektisch-behaviorale Therapie für Jugendliche (DBT-A)	Fleischhaker et al., 2006; Fleischhaker et al., 2011; Fleischhaker et al., 2010; Miller et al., 1997	Kontrolliert, aber nicht randomisiert	Merkmale der BPS als Einschlusskriterium
Kognitive Verhaltenstherapie (CBT)	Fischer et al., 2013; Taylor et al., 2011	Unkontrollierte Pilotstudie	Randomisiert-kontrollierte Interventionsstudie läuft derzeit am Universitätsklinikum Heidelberg
Mentalisierungs-basierte Therapie (MBT)	Rossouw et al., 2012	Randomisiert und kontrolliert	Selbstverletzung (suizidal und nicht-suizidal gemischt) als primäre Zielvariable
Kognitiv-analytische Therapie	Chanen et al., 2008	Randomisiert und kontrolliert	Merkmale der BPS als Einschlusskriterium bisher kein deutsches Manual erhältlich
Übertragungs-fokussierte Therapie	Foelsch et al., 2008	Bisher keine Studien	

selbstverletzenden und suizidalen Verhaltensweisen. Ursprünglich entwickelt wurde die DBT von Marsha Linehan zur ambulanten Behandlung der Borderline-Persönlichkeitsstörung im ambulanten Setting (Linehan, 1889, 1993). Diese kombiniert Elemente der kognitiven Verhaltenstherapie mit Achtsamkeits- und Entspannungstechniken. Die DBT ist besonders für ihre sogenannten Fertigkeiten („Skills"-)Gruppen bekannt, zum Gesamtprogramm gehören aber auch individuelle Einzeltherapie und engmaschige Supervision der Therapeuten. Die derzeitige Datenlage im Erwachsenenalter legt eine Wirksamkeit der DBT in Bezug auf selbstverletzendes Verhalten nahe (Stoffers et al., 2012); auch existieren vielversprechende Pilotstudien bei Jugendlichen (vgl. Tabelle 4). Dennoch fehlen im Jugendalter noch randomisiert kontrollierte Studien, die eine Wirksamkeit der DBT-A auch für diese Zielgruppe belegen würden. Eine detailliertere Beschreibung der DBT-A befindet sich in Kapitel 3.

Wirksamkeitsnachweise für die DBT-A liegen vor, müssen aber in RCTs bestätigt werden

Weitere Therapieformen aus dem Bereich der kognitiven Verhaltenstherapie ähneln im Prinzip der den verhaltenstherapeutischen Strategien der DBT. Nach einer Phase der Psychoedukation und Motivation liegt der

Erste Wirksamkeitsnachweise liegen für die kognitive Verhaltenstherapie, die mentalisierungsbasierte Therapie und die kognitiv-analytische Therapie vor

Fokus auf der Identifikation der auslösenden Faktoren und Funktionen des selbstverletzenden Verhaltens. Durch Erlernen alternativer Problemlösestrategien kann dann in einem weiteren Schritt eine Reduktion der Selbstverletzung erzielt werden. Wirksamkeitsnachweise aus dem Erwachsenenbereich liegen hier ebenfalls vor (Evans et al., 1999; Slee et al., 2008). Im Jugendalter gibt es eine erste vielversprechende unkontrollierte Studie zu einer verhaltenstherapeutischen, manualisierten Kurzzeittherapie für selbstverletzendes Verhalten (Taylor et al., 2011). Eine randomisiert kontrollierte Interventionsstudie zu diesem Behandlungsansatz läuft derzeit in Heidelberg (Fischer et al., 2013) und detaillierte Beschreibungen dieses Therapieansatzes befinden sich ebenfalls in Kapitel 3.

Eine weitere Therapieform die für Jugendliche mit selbstverletzendem Verhalten geeignet sein kann, ist die Mentalisierungbasierte Therapie (MBT), die auf der Grundlage von bindungstheoretischen Aspekten und empirisch-psychotherapeutischer Forschung entwickelt wurde (Bateman & Fonagy, 2010; Fonagy et al., 2002). Dieser psychodynamische Ansatz zielt primär auf die Verbesserung der Mentalisierungsfähigkeit (Fähigkeit, das eigene Verhalten oder das Verhalten anderer Menschen durch Zuschreibung mentaler Zustände zu interpretieren) ab. Eine englische randomisiert kontrollierte Studie konnte die Wirksamkeit dieser Therapie bei Jugendlichen mit selbstverletzendem Verhalten nachweisen (Rossouw et al., 2012).

Die Kognitiv-analytische Therapie (KAT; Ryle & Kerr, 2002) wurde in Australien für die Behandlung von Jugendlichen und jungen Erwachsenen mit Borderline-Persönlichkeitsstörung adaptiert. Die KAT ist eine zeitlich begrenzte, integrative und „transdiagnostische“ Behandlungsform, die aus einer Verbindung von Elementen der psychoanalytischen Objektbeziehungstheorie und der kognitiven Psychologie entwickelt wurde. Sie setzt einen besonderen Fokus auf die Identifikation, das gemeinsame Verständnis und die Veränderung von problematischen Identitäts- und Beziehungsmustern sowie den daraus resultierenden Gedanken, Gefühlen und Verhaltensweisen. Eine randomisiert kontrollierte Studien an jungen Menschen mit Borderline-Persönlichkeitsstörung konnte eine Wirksamkeit im Hinblick auf selbstverletzendes und suizidales Verhalten zeigen (Chanen et al., 2008).

Wirksamkeitsstudien zur übertragungsfokussierten Therapie stehen noch aus

Die Übertragungs-fokussierte Therapie ist ein psychoanalytisches Therapieverfahren, welches durch die Arbeitsgruppe um Kernberg und Kollegen entwickelt wurde (Clarkin et al., 2001) und inzwischen auch für Jugendliche adaptiert wurde (Foelsch et al., 2008). Die Jugendlichenversion setzt einen besonderen Schwerpunkt auf die Identitätsentwicklung von jungen Menschen und kombiniert hierbei klassisch analytische Techniken mit einem strukturierten und gegenwartorientierten Vorgehen. Dieses sogenannte Adolescent Identity Treatment ist inzwischen im deutschsprachigen Raum erhältlich (Foelsch et al., 2013), Wirksamkeitsnachweise bestehen derzeit für die Jugendlichenversion nicht.

1.8.2 Psychopharmakotherapie – Wirksamkeit

Es existiert bislang international keine Medikation, die zur Behandlung von NSSV zugelassen wurde und die Studienlage zur Psychopharmakotherapie – gerade im Bereich des Kindes- und Jugendalters – ist in diesem Bereich unzureichend. Als Grund dafür kann angeführt werden, dass NSSV bislang nicht als selbstständiges Syndrom in den Klassifikationssystemen geführt und daher vielfach nicht als Zielvariable von Studien verwendet wurde. Häufig ist man also in diesem Bereich darauf angewiesen auf Studien zurückzugreifen, die NSSV (bzw. die Wirkung von Medikamenten auf NSSV) etwa im Rahmen einer BPS untersucht haben, oder auf Studien, die Selbstverletzungen bei tiefgreifenden Entwicklungsstörungen oder mentaler Retardierung evaluiert haben. Hier zeigt sich bereits die Problematik, dass verschiedene Formen von Selbstverletzungen (z. B. „klassisches" NSSV vs. stereotype, majore Selbstverletzungen) vermischt werden, was mitunter auch zu unterschiedlichen Ergebnissen in der Bewertung der Wirksamkeit einzelner Medikamente führen kann (Plener, Libal, Fegert & Kölch, 2013). Als wichtiges Beispiel kann hier hervorgehoben werden, dass für den Einsatz von Opioid Rezeptor Antagonisten (wie etwa Naltrexon) durchaus Wirksamkeitsnachweise in der Behandlung von Selbstverletzungen bei Individuen mit tiefgreifenden Entwicklungsstörungen oder mentaler Retardierung existieren. Eine Datenlage zur Beeinflussung von NSSV bei „normal" entwickelten Patienten ist kaum bzw. gar nicht vorhanden, sodass ältere Empfehlungen zur Anwendung von Opioid-Antagonisten bei NSSV nicht gerechtfertigt erscheinen (Plener, Libal, Fegert & Kölch, 2013).

Keine Medikation zur Behandlung von NSSV zugelassen

Verschiedene Klassen von Psychopharmaka wurden bislang in Hinblick auf ihren Einfluss auf NSSV und selbstschädigendes Verhalten untersucht, u. a. Antidepressiva (v. a. Selektive Serotonin Wiederaufnahmehemmer – SSRIs), (atypische) Antipsychotika, Antikonvulsiva, Opioid-Antagonisten und Omega-3-Fettsäuren. Während SSRIs häufig als Mittel der ersten Wahl zur Beeinflussung von selbstschädigendem Verhalten betrachtet wurden, fand der aktuelle Cochrane Review nach Poolung der Studienergebnisse keine eindeutige Überlegenheit gegenüber Placebo in der Behandlung von „self-harm" (Hawton et al., 2000). Ein ähnliches Ergebnis wurde auch im Cochrane Review zur Behandlung der BPS berichtet (Stoffers et al., 2009), wobei die Anwendung zur Behandlung einer depressiven Grunderkrankung davon unbenommen bleibt (Lieb et al., 2010). Befürchtungen, dass SSRIs NSSV verstärken können, wurden zwar durch Einzelfallberichte geweckt, in den Auswertungen zur TORDIA- oder TASA-Studie (Brent et al., 2009a, b) zeigten sich hier aber keine dementsprechenden Hinweise. Die vorliegenden Daten zur Antipsychotika-Behandlung sind durchaus widersprüchlich und nur in wenigen Studien wurde NSSV auch als Zielparameter erfasst. Im Jugendbereich liegen hier nur Fallberichte, Fallserien und eine randomisierte, kontrollierte Studie vor, die zwar Jugendliche einschloss, aber hauptsächlich mit Erwachsenen durchgeführt wurde. Für die Anwendung von Antikonvulsiva und Opioid Antagonisten existieren (von anekdotischen Berichten abgesehen) keine Erfahrungen aus dem Jugendbereich, und auch die Ergebnisse aus dem Erwachsenenbereich sind als gemischt zu bewerten. Bislang konnte unter Benzodiazepin-Gabe in Studien keine längerfristigen Effekte beschrieben werden, die einem Placebo überlegen waren. In der TORDIA-Studie zeigte sich sogar eine höhere Häufigkeit von NSSV bei jenen Jugendlichen, die Benzodiazepine einnahmen (vgl. Plener, Libal, Fegert & Kölch, 2013 und Tabelle 5 für einen Überblick zur Studienlage).

Eine Notfallmedikation bei starkem Ritzdruck kann ein niedrigpotentes, konventionelles Antipsychotika sein

Insgesamt erreichen die für das Jugendalter vorliegenden Studien einen Evidenzgrad von 3 bis 4 (Plener et al., 2009). Trotz geringer Evidenz kann eine psychopharmakologische Intervention bei schwerer Beeinträchtigung durch NSSV jedoch notwendig sein (Nose et al., 2006; Mercer et al., 2009). Von Katz und Fotti (2005) wurde ein Modell zum Vorgehen bei der psychopharmakologischen Behandlung der emotionalen Dysregulation aufgestellt. Dies erscheint auch im Zusammenhang mit NSSV geeignet. Dabei wird in einem ersten Schritt eine zugrunde liegende psychische Störung gemäß den Leitlinien behandelt. Sollte darüber keine Besserung möglich sein, so wird eine mit NSSV assoziierte Symptomatik adressiert (z. B. innere Anspannung, Impulskontrolldefizite). Auch die amerikanische psychiatrische Fachgesellschaft (APA) schlägt zur psychopharmakologischen Behandlung der Borderline Persönlichkeitsstörung ein symptomorientiertes Vorgehen vor (vgl. Mobascher et al., 2007). Zur Beeinflussung eines starken „Ritzdrucks“ kann der Einsatz einer kurz wirksamen „Notfallmedikation“ erwogen werden, wobei hier an den Einsatz niedrigpotenter, konventioneller Antipsychotika gedacht werden kann (s. Leitlinie zur Behandlung L13, Kapitel 2.2).

Tabelle 5: Studien zur Wirksamkeit von Medikation auf die Reduktion von Selbstverletzungen bei Jugendlichen (modifiziert nach Plener et al., 2009)

Medikation	Autor/Jahr	Studienart	Studienteilnehmer	Zielsymptome oder Störungsbilder	Effekt
SSRIs u. Venlafaxin	ADAPT; Goodyer et al., 2007	RCT	Jugendliche (n = 208)	Depression	SSRI + CBT oder SSRI + Routinebehandlung: SV ↓ in beiden Gruppen
	TORDIA; Brent et al. 2009b	RCT	Jugendliche (n = 334)	Behandlungsresistente Depression	Wechsel auf SSRI oder Venlafaxin nach 1. wirkungslosem SSRI: höhere Rate von SV nur bei Teilnehmern mit Suizidgedanken b. Venlafaxin
Quetiapin (Augmentation antidepressiver Medikation)	Good (2006)	CR	Jugendliche (n = 2)	Schwere depressive Epsiode	SV ↓
Ziprasidon/andere atypische Antipsychotika	Libal et al., 2005	RCR	Jugendliche (n = 16)	SV (verschiedene Störungsbilder)	SV ↓
Aripiprazol	Nickel et al., 2006	RCT	Jugendliche und junge Erwachsene (n = 52)	Borderline Persönlichkeitsstörung	SV ↓
	Nickel et al., 2007	18 Monate Follow-up	(n = 39)	Borderline Persönlichkeitsstörung	SV ↓

Anmerkungen: RCT = Randomisierte kontrollierte Studie (randomised controlled trial), CBT = Kognitive Verhaltenstherapie (cognitive behavioral therapy), OL = Open label, CR = case report, RCR = Retrospective chart review, SV = Selbstverletzung (Suizidale Intention nicht bestimmt)

2 Leitlinien

Die aufgeführten Leitlinien berücksichtigen den aktuellen Stand der Forschung und die AWMF-Leitlinien zum NSSV und zur Suizidalität.

2.1 Leitlinien zur Diagnostik, Verlaufskontrolle

Die spezifische Diagnostik für NSSV basiert auf der Grundlage der allgemeinen Diagnostik bei Kindern und Jugendlichen mit psychischen Störungen, wie im Leitfaden zur Diagnostik psychischer Störungen beschrieben (Döpfner & Petermann, 2012).

Es ist zu beachten, dass NSSV häufig mit Scham behaftet ist und deswegen nicht von selbst berichtet wird. Des Weiteren befürchten Betroffene (teilweise berechtigt) negative Reaktionen und Stigmatisierung durch andere (Muehlenkamp et al., 2013). Aufgrund dessen sollten zum einen Fragen zum Vorkommen von NSSV standardmäßig in der klinischen Praxis gestellt werden. Zum anderen sollte die Befragung von einer „respektvollen Neugier" (Kettlewell, 1999; Walsh, 2006, 2007) geleitet werden. Eine häufige Befürchtung in diesem Zusammenhang ist, dass Jugendliche mit der Frage nach NSSV bzw. suizidalem Verhalten auf die Idee gebracht werden, dieses Verhalten zu zeigen. Diese Bedenken scheinen jedoch nicht berechtigt zu sein (Gould et al., 2005; Reynolds et al., 2006).

Tabelle 6 gibt eine Übersicht über die Leitlinien zur Diagnostik. Als allgemeine Empfehlungen kann folgendes festgehalten werden: In der Diagnostikphase sollten unterschiedliche Verfahren (klinische Beobachtung, klinisch diagnostische Interviews und Fragebögen) eingesetzt werden. Zu Beginn des diagnostischen Kontaktes ist eine Vertrauensbasis zu schaffen, da NSSV von den Betroffenen selbst zumeist als sehr schambehaftet erlebt und dadurch nur selten Hilfe in Anspruch genommen wird. Es ist daher umso wichtiger, den Betroffenen mit Respekt zu begegnen, sie ernst zu nehmen und ihnen zu zeigen, dass man ihnen helfen möchte. Der Einbezug von Bezugspersonen in die Exploration ist von Fall zu Fall zu entscheiden, aber grundsätzlich zu empfehlen, wobei eine getrennte Exploration von Jugendlichen und Bezugspersonen stattfinden sollte.

2.1.1 Exploration des Patienten und ggf. der Bezugspersonen

Empfehlung zur getrennten Exploration

Wie bereits aufgeführt, sollte die Exploration mit Jugendlichen getrennt von Bezugspersonen erfolgen und gekennzeichnet sein durch einen respektvollen Umgang. Im Erstkontakt sind zunächst folgende zwei Punkte

Tabelle 6: Übersicht über das Vorgehen in der Diagnostik

L1	Exploration des Patienten (ggf. Bezugspersonen)
L2	Körperliche Untersuchung und Impfstatus
L3	Exploration der NSSV-Symptomatik
L4	Klärung der Diagnose und differenzialdiagnostische Abklärung
L5	Exploration von störungsspezifischen Vulnerabilitäts-, auslösenden und aufrechterhaltenden Faktoren/störungsrelevanten Faktoren (Reaktionen der Umgebung)
L6	Information über das Ergebnis der Diagnostik für Jugendliche und Therapieempfehlung/Erfassung der Einstellung zur Therapie
L7	Verlaufskontrolle und Qualitätssicherung

Wundversorgung und Exploration der Suizidalität sind im Erstkontakt zentral

zu beachten. Zum einen die akute Wundversorgung und zum anderen das direkte Ansprechen auf Suizidalität (Fegert & Kölch, 2011). Wichtig ist die Unterscheidung von NSSV und Suizidversuchen. Entscheidend ist dabei die Intention des Verhaltens zu erfragen (z. B. etwa auch NSSV anstelle eines Suizidversuchs). Die Exploration akuter Suizidalität sollte sowohl während der Diagnostik als auch regelmäßig in der Therapie erfolgen. Bei Vorhandensein von akuter Suizidalität sind weitere Schritte zur Sicherheit einzuleiten.

Inhalte der weiteren Exploration des Patienten sollte die klinische Beobachtung, der psychopathologische Befund, der Vorstellungsanlass, die Selbsteinschätzung der NSSV-Symptomatik und gegebenenfalls komorbider Störungen, Einflussfaktoren, Stärken und Ressourcen sowie Auswirkungen von NSSV auf das soziale und familiäre Umfeld sein.

In der klinischen Beobachtung sind Hinweise für das Vorliegen von NSSV das Tragen langärmeliger Kleidung im Sommer oder im Sport, die Verweigerung des Besuchs von Schwimmstunden, häufiges Einschließen im Zimmer oder Badezimmer oder auch das Aufbewahren von Messern, Rasierklingen oder ähnlichen Gegenständen.

Fragen im Hinblick auf Gedanken zur Veränderungen von NSSV sind, ob NSSV als Problem erkannt wird. Es kann auch danach gefragt werden was Warnhinweise darauf wären, dass NSSV ein echtes Problem darstellt. Ebenso kann exploriert werden, ob Bezugspersonen und Freunde NSSV als Problem sehen und ob sie sich durch NSSV belastet fühlen (vgl. Leitlinie 6).

Bezugspersonen (Eltern, Erzieher/Lehrer)

In der Exploration der Bezugspersonen sind folgende Informationen zu erheben:

– Gedanken, Gefühle und Verhalten im Zusammenhang mit NSSV.
– Eigene Vorstellungen bzgl. Einflussfaktoren für die Aufrechterhaltung und Auslöser von NSSV.

L1 **Leitlinie 1: Exploration des Patienten und ggf. Bezugspersonen**

Rahmenbedingungen:
– Getrennte Exploration von Patient und Bezugspersonen
– Respektvolle Neugierde im Umgang

Inhalt:
– Somatische Abklärung ggf. medizinische Erstversorgung
– Abklärung der Suizidalität
– Klinische Beobachtung
– Vorstellungsanlass
– Selbsteinschätzung der NSSV-Symptomatik
– Psychopathologischer Befund
– Exploration Stärken, Ressourcen, Interessen
– Bezugspersonen: Gedanken, Gefühle und Reaktionen in Bezug auf NSSV des Jugendlichen

Hilfreiche Materialien

– „Empfehlungen für den Erstkontakt und Explorationsfragen" (modifiziert nach In-Albon & Schmid, 2012) sind in Kapitel 4 (vgl. M01, S. 71–72) abgedruckt. Ziel der Empfehlungen ist der Aufbau einer therapeutischen Allianz, der Behandlungsmotivation sowie eine strukturierte Evaluation und Diagnostik.
– Die deutsche Version des „Selbstverletzungs-Gedanken und -Verhalten Interviews" (SITBI-G, Nock et al., 2007, dt. Version: Fischer et al., 2014) ist in Auszügen als M05 in Kapitel 4 (vgl. S. 80–84) abgedruckt. Es erfasst das Vorliegen, die Häufigkeit und andere Charakteristiken von NSSV und Suizidgedanken, -plänen, und -versuchen.

2.1.2 Körperliche Untersuchung und Impfstatus

Beachtung des Tetanus-Impfschutzes

Die klinische Diagnostik muss auch eine körperliche Untersuchung beinhalten (Plener et al., 2010) und der Impfstatus sollte erfasst werden, wobei besonders auf das Bestehen eines Tetanus-Impfschutzes geachtet werden muss. Die körperliche Untersuchung soll Ausmaß und Schweregrad der Verletzungen sowie die Begutachtung der Wunden hinsichtlich einer Infektionsgefahr oder funktionellen Einschränkung beinhalten. Nach Möglichkeit sollte die körperliche Untersuchung durch einen gleichgeschlechtlichen Untersucher durchgeführt werden. Es sollte darüber hinaus auch mit dem Patienten vereinbart werden, dass im Laufe der Behandlung – immer angekündigt – körperliche Re-Evaluationen erfolgen werden, um dem Schutzbedürfnis gegenüber dem Patienten gerecht werden zu können und nicht etwaige stark entzündete Wunden übersehen werden.

L2 Leitlinie 2: Körperliche Untersuchung und Impfstatus

Rahmenbedingung:
- (Nach Möglichkeit) gleichgeschlechtlicher Untersucher

Inhalt:
- Körperliche Untersuchung zum Ausmaß und Schweregrad der Verletzungen
- Impfstatus, insbesondere Tetanus

2.1.3 Exploration der NSSV-Symptomatik

Die Exploration der Symptomatik des NSSV kann im Gespräch und mit Hilfe von Selbstberichtverfahren erfolgen. Im Rahmen der Exploration sollte auf typische und kürzlich aktuelle Episoden von NSSV Bezug genommen werden. Gegebenenfalls ist es hilfreich zunächst Begrifflichkeiten zu klären, bspw. eine Episode als die Zeitperiode zu definieren, in der Betroffene ununterbrochen in NSSV involviert sind. Eine Episode kann daher zu mehreren Wunden führen.

Detaillierte Exploration von NSSV für die Verhaltensanalyse

In der Exploration von NSSV sollten folgende Bereiche erhoben werden: Die verwendeten Methoden zur Selbstverletzung, die Lokalisation der Selbstverletzung, der Schweregrad von NSSV wie Frequenz und Intensität, Anzahl Wunden während einer NSSV-Episode sowie Dauer einer Episode. Erfasst werden sollten des Weiteren das Ausmaß von Schmerzen während NSSV und der Beginn des Verhaltens (Alter). Zudem sollte geklärt werden, ob die die Notwendigkeit besteht, Wunden medizinisch versorgen zu lassen, welche Gegenstände für NSSV verwendet werden, wo NSSV durchgeführt wird, wie der soziale Kontext während NSSV aussieht, also ob NSSV in Gesellschaft oder alleine durchgeführt wird, ob Freunde und Familie über NSSV informiert sind, ob Internetforen zum NSSV besucht werden, wie von NSSV erfahren wurde, ob es Identifikationsgruppen oder Personen gibt, die auch NSSV zeigen, was die Absicht von NSSV ist und ob Suizidgedanken oder -pläne vorliegen? Auf diese Punkte wird im Folgenden genauer eingegangen (siehe Leitlinie 3).

Bei der Methode sollte neben den häufigsten Formen, wie z. B. Schneiden, Ritzen, sich selbst schlagen, sich selbst tätowieren, sich selbst verbrennen, auch Fremdkörperingestionen erfragt werden (vgl. Walsh & Perry, 2012). Die Körperteile, die selbst verletzt werden, sollten einzeln erfragt werden. Wie auch die Frage, wie es dazu kam, dass gerade diese Körperteile selbst verletzt werden. Eine genaue Verhaltensanalyse sollte erfolgen, wenn ein Wechsel in der Selbstverletzung eines Körperteils stattfindet, was – wie ein Wechsel in der Intensität der Verletzung – auf mögliche Veränderungen hinweisen kann. Besonders alarmierend sind Selbstverletzungen in Gesicht und an Augen, Brüsten und Genitalien (Walsh,

L3 Leitlinie 3: Exploration der NSSV-Symptomatik

Bereiche, die erfasst werden sollten:
- Methode
- Lokalisation, verwendete Gegenstände
- Häufigkeit und Dauer
- Körperliche Komplikationen oder Interventionen
- Schmerz/Analgesie
- Alter bei Beginn, Verlauf
- Ort der Durchführung, sozialer Kontext (alleine oder in der Gruppe)
- Besuch von Internetforen, Identitätsfigur
- Patienten bitten Wunden zeigen zu lassen

Fragebögen, die zur Erfassung der NSSV-Symptomatik eingesetzt werden können:
- Functional Assessment of Self-Mutilation (FASM; Lloyd, Kelley & Hope, 1997; dt. Version Paul Plener; vgl. Beschreibung in Kapitel 3.1.2 und M04 in Kapitel 4).
- Modifiziertes Ottawa/Ulm Selbstverletzungs-Inventar (MOUSI, Version III; Cloutier & Nixon, dt. Übersetzung Paul Plener (2010); vgl. Beschreibung in Kapitel 3.1.2).
- Self-Harm Inventory (SHI; Sansone, Wiederman & Sansone, 1998; dt. Version Fegert, Libal & Plener, 2005; vgl. Beschreibung in Kapitel 3.1.2).
- Self-Harm Behavior Questionnaire (SHBQ; Gutierrez et al., 2001; dt. Version Fliege et al., 2006; vgl. Beschreibung in Kapitel 3.1.2).

2006). Dies können Anzeichen von Dissoziation, Psychosen oder auch sozialer Loslösung sein. Die Angabe zu Anzahl der Wunden soll so gut wie möglich erfolgen, da in manchen Fällen von NSSV keine konkrete Zahl genannt werden kann. Bei der Besprechung von Selbstbeobachtungsprotokollen sollte routinemäßig erfragt werden, ob gewisse NSSV-Episoden nicht aufgeführt sind. Dies weil Patienten häufig typisches NSSV notieren, aber nicht Verletzungen an Brust oder Genitalien, da diese sehr schambehaftet erlebt werden. Des Weiteren sollte darauf geachtet werden, dass auch vermerkt wird, wenn kein NSSV durchgeführt wurde. Dies dient der Verstärkung und der Besprechung von – erwünschten – Ausnahmen.

Bei der Anwendung von Gegenständen für die Selbstverletzung ist nachzufragen, ob immer der gleiche Gegenstand verwendet wird, wie dieser gereinigt und wo er aufbewahrt wird.

Veränderungen im Schweregrad der Selbstverletzung als Hinweis für ungünstige Entwicklung

Das Ausmaß der Verletzung ist eine weitere wichtige Komponente der Verhaltensanalyse. Ein Maß für den Schweregrad der Selbstverletzung ist, ob medizinische Versorgung in Anspruch genommen werden muss. Der Schweregrad von Verletzungen kann auch ein Hinweis auf eine ungünstige Entwicklung bzw. Verschlimmerung der Situation sein, z. B. wenn bislang nur leichte, oberflächliche Wunden vorgenommen wurden und dann plötzlich tiefere Schnitte unter Anwendung von Gegenständen vorliegen. Wenn während einer Episode mehrere Wunden zugefügt werden, ist abzuklären, ob die Wunden zufällig oder nach einem bestimmten Muster angeordnet sind. Personen, die ihre Wunden nach einem organisierten Muster anordnen, haben häufig mehr Kontrolle über ihr Verhalten als Personen, die sich die Wunden zufällig und unorganisiert zufügen.

Hilfreiche Materialien

- „Empfehlungen für den Erstkontakt und Explorationsfragen" (modifiziert nach In-Albon & Schmid, 2012) sind in Kapitel 4 (vgl. M01, S. 71–72) abgedruckt.
- Eine Vorlage für eine „Tagebuchkarte" (modifiziert nach In-Albon & Schmid, 2012) befindet sich in Kapitel 4 (vgl. M03, S. 74–75).
- Die deutsche Version des „Selbstverletzungs-Gedanken und -Verhalten Interviews" (SITBI-G, Nock et al., 2007, dt. Version: Fischer et al., 2014) ist in Auszügen als M05 in Kapitel 4 (vgl. S. 80–84) abgedruckt.
- Die deutsche Version des Fragebogens „Functional Assessment of Self-Mutilation" (FASM; Lloyd, Kelley & Hope, 1997; dt. Version Paul Plener, 2010) ist als M04 in Kapitel 4 (vgl. S. 76–78) abgedruckt.

2.1.4 Klärung der Diagnose und differenzialdiagnostische Abklärung

Diagnosestellung komorbider Störungen

Für die diagnostische (kategoriale) und differenzialdiagnostische Abklärung wird auch im Hinblick auf die hohen Komorbiditätsraten von Patienten mit NSSV der Einsatz klinisch diagnostischer Interviews mit dokumentierter Reliabilität und Validität dringend empfohlen (z. B. Kinder-DIPS; Schneider, Unnewehr & Margraf, 2009). Die Durchführung bedarf zwar einer Einarbeitung, gewährleistet jedoch eine umfassende diagnostische Abklärung, indem sie beispielsweise vor dem Übersehen von Diagnosen schützt (vgl. Leitlinie 4).

Zusätzlich zur Erfassung von Achse-I Störungen kann es sinnvoll sein, auch Persönlichkeitsstörungen zu erheben (z. B. SKID-II). Das SKID-II ist für den Gebrauch mit Jugendlichen gut einsetzbar (Salbach-Andrae et al., 2008). Zur Abklärung der Diagnose NSSV können die Forschungskriterien nach DSM-5 herangezogen werden (vgl. Kasten 1 auf S. 5).

L4 Leitlinie 4:
Klärung der Diagnose und differenzialdiagnostische Abklärung

- Abklärung NSSV-Diagnose (Forschungskriterien DSM-5)
- Erfassung komorbider Diagnosen
- Differenzialdiagnostik

Hilfreiche Materialien

- „Diagnostisches Interview für psychische Störungen im Kindes- und Jugendalter" (Kinder-DIPS; Schneider, Unnewehr & Margraf, 2009).
- „SKID-II" zur Erfassung von Persönlichkeitsstörungen (Wittchen, Zaudig & Fydrich, 1997). Hierzu existiert auch ein Screeningfragebogen. Die Ergebnisse dieses Fragebogens können Hinweise für die Notwendigkeit einer weiteren Diagnostik geben.
- Das „Junior Temperament und Charakter Inventar" (JTCI; Goth & Schmeck, 2009) dient der Erfassung der Persönlichkeit von Kindern und Jugendlichen nach Cloningers 1999 revidiertem Persönlichkeitsmodell. Der Persönlichkeitsbereich „Temperament" wird durch die vier eigenständigen Skalen Neugierverhalten (NV), Schadensvermeidung (SV), Belohnungsabhängigkeit (BA) und Beharrungsvermögen (BV) erfasst. Der Persönlichkeitsbereich „Charakter" setzt sich aus den drei eigenständigen Skalen Selbstlenkungsfähigkeit (SL), Kooperativität (KO) und Selbsttranszendenz (ST) zusammen.
- Der „Borderline Personality Questionnaire (BPQ)" ist ein Screening-Instrument, das mithilfe von 80 Selbstbeurteilungsitems die neun für die Borderline-Persönlichkeitsstörung (BPS) typischen Persönlichkeitseigenschaften erfasst, die in den DSM-IV-Kriterien zur Diagnose dieser Persönlichkeitsstörung definiert sind (Henze et al., 2013; Der Fragebogen ist erhältlich über Michael.Kaess@med.uni-heidelberg.de).
- Beim „Dimensional Assessment of Personality Pathology – Basic Questionnaire (DAPP-BQ)" handelt es sich um Selbstbeurteilungsfragebogen mit 290 Items, mit dem 18 Persönlichkeitsstörungsdimensionen erfasst werden können (Livesley & Jackson, 2009; dt. Übersetzung Angleitner et al., 2001). Die Dimensionen können zu vier übergeordneten Persönlichkeitsmerkmalen zusammengefasst werden (Emotionale Dysregulation, Dissoziales Verhalten, Gehemmtheit, Zwanghaftigkeit). Die Gütekriterien können als gut beurteilt werden (Steinmeyer et al., 2002).
- „Paykel Suizidskala (PSS)" (Paykel et al., 1974; vgl. Resch, Kaess, Plener & Fegert, 2012, S. 965). Die Skala umfasst 5 Fragen, die relevante Punkte in der Erhebung suizidalen Verhaltens erfasst.
- Die „Columbia Suicide Severity Rating Scale" (Posner et al., 2011, siehe http://www.cssrs.columbia.edu) ist eine international etablierte Skala, von der jedoch derzeit noch keine offizielle deutsche Version vorliegt.

Störungsspezifisch NSSV:
- Die deutsche Version des „Selbstverletzungs-Gedanken und -Verhalten Interviews" (SITBI-G, Nock et al., 2007, dt. Version: Fischer et al., 2014) ist in Auszügen als M05 in Kapitel 4 (vgl. S. 80–84) abgedruckt.

2.1.5 Exploration von störungsrelevanten Vulnerabilitäts-, auslösenden und aufrechterhaltenden Faktoren

Erfassung von biologischen, sozialen und psychosozialen Faktoren als zentraler Diagnostikbaustein

Im Rahmen der klinischen Diagnostik sind im Sinne eines Vulnerabilitäts-Stress-Modells Vulnerabilitätsfaktoren, auslösende und aufrechterhaltende Faktoren bei NSSV zu identifizieren. Dazu gehört die Erhebung von Umgebungsfaktoren (familiäre und soziale Reaktionen), Kognitionen, Emotionen und Verhaltenskomponenten (vgl. Leitlinie 5). Zentral ist des Weiteren die Erfassung der Funktionalität von NSSV (vgl. Tabelle 7). Diese trägt über die positive und negative Verstärkung wesentlich zur Aufrechterhaltung von NSSV bei.

Für die Erfassung der Verhaltensanalyse kann der Patient gebeten werden, typische und kürzlich zurückliegende NSSV Situationen so genau wie möglich zu beschreiben, sodass ein Schauspieler die Situation nachspielen könnte.

L5 Leitlinie 5: Exploration von störungsspezifischen Vulnerabilitäts-, auslösenden und aufrechterhaltenden Faktoren

- *Vulnerabilität:* Traumatische Erlebnisse, Problemvermeidung, Impulsivität, Emotionale Defizite

Auslösende und aufrechterhaltende Faktoren:
- *Umgebung:* Verlusterlebnisse, zwischenmenschliche Schwierigkeiten, Konflikte mit Freunden/Familie, Leistungsdruck, berufliche/schulische Probleme, Gruppendruck, soziale Isolation
- *Kognitionen:* dysfunktionale Kognitionen, Schemata, Fehlinterpretationen, Wahrnehmungsverzerrungen, negative Bewertungen, ungünstige Einstellungen
- *Emotionen:* negative Empfindungen, Trauer, Spannungsgefühle, Erregung, Wut, innere Leere, Dissoziationserleben, Scham, Schuldgefühle, Suizidgedanken
- *Verhalten:* Drogen-, und Alkoholkonsum, Medikamentenmissbrauch, NSSV anstelle eines Suizidversuchs
- *Biologische Faktoren:* Hormonschwankungen, Krankheit
- *Funktionen:* Intrapersonelle Funktionen, Interpersonelle Funktionen

Umgebungsfaktoren

Bei der Evaluation der Umgebungsfaktoren ist zu erheben, was auslösende Ereignisse für NSSV sind, wie zum ersten Mal die Idee entstanden ist, sich selbst zu verletzen; ob Freunde auch NSSV zeigen; wie Bezugspersonen und Freunde reagieren; ob NSSV verheimlicht oder in der Gruppe ausgeführt wird. Folgende Faktoren können einen Trigger für NSSV darstellen und das Verhalten aufrechterhalten (Nock, 2009; Petermann & Nitkowski, 2011):

Trigger für NSSV

- Verlust einer Beziehung,
- Zwischenmenschliche Schwierigkeiten, Konflikte (Peers und Familie),
- Leistungsdruck,
- Soziale Isolation,
- Berufliche/schulische Probleme.

Kognitionen

Kognitionen beziehen sich auf Gedanken, die vor, während und nach NSSV auftreten können. Zu beachten sind dysfunktionale Kognitionen und Schemata wie Fehlinterpretationen, Wahrnehmungsverzerrungen, negative Bewertungen und ungünstige Einstellungen, wie z. B. „Ich verdiene den Schmerz“ oder „Nur Selbstverletzung wird helfen“.

Emotionen

Wie bei den Kognitionen sind Emotionen vor, während und nach NSSV zu erheben. Das Verstehen der Emotionen ist zentral für das Verständnis der Funktionen von NSSV (Klonsky, 2007). Schlüsselemotionen vor NSSV sind Trauer, Wut, Schuld, Angst, Scham, Hoffnungslosigkeit, Einsamkeit, Frustration und Stress. Diese stellen häufig einen Auslöser für NSSV dar, welches dann ausgeführt wird, um vorübergehend eine Erleichterung herbeizuführen. Weniger häufig aber dennoch relevant sind Selbstverletzungen aufgrund des Erlebens von „zu wenig" Emotionen. Diese Personen berichten Gefühle wie „sich leer fühlen", „sich Tod fühlen" oder „sich wie ein Roboter fühlen". Kurzfristige Emotionen nach NSSV sind neben einem Gefühl der Erleichterung und Zufriedenheit wiederum Scham und Schuldgefühle. Abzuklären sind des Weiteren Suizidgedanken vor und nach NSSV.

Emotionen als Trigger für NSSV

Verhaltenskomponenten/Biologische Faktoren

Verschiedene Verhaltenskomponenten können kurzfristig zu NSSV beitragen, wie z. B. Alkohol und Drogen. Diese können die Durchführung von NSSV begünstigen und potenziell zu schwereren Verletzungen führen. Weitere biologische Faktoren, die zu erhöhtem Stress führen und dadurch die Wahrscheinlichkeit von NSSV erhöhen können, sind Müdigkeit, Schlafschwierigkeiten, Krankheit und Hormonschwankungen (Nock, 2010).

Funktionen

Essenziell sind die Erhebung intrapsychischer und sozialer Funktionen von NSSV

Für die Ausarbeitung eines Behandlungsplans ist die Erfassung der Funktionen essenziell. Gemäß dem Modell von Nock und Prinstein (2004, 2005) kann NSSV „automatisch" (intrapersonell) oder „sozial" (interpersonell), positiv oder negativ verstärkend wirken (vgl. Tabelle 7).

Die häufigste Funktion von NSSV ist, negativ erlebte intrapersonelle Zustände zu beeinflussen, um negative Gefühle zu beenden (automatisch negative Verstärkung). Dazu gehört auch die Selbstbestrafung und eine antidissoziative und antisuizidale Funktion, die von Klonsky (2007) ebenfalls zu den sieben Kernmotivationen für NSSV gezählt werden: Affektregulation, Anti-Dissoziation, Anti-suizidal, interpersonelle Beziehungen, interpersonelle Beeinflussung, Selbstbestrafung und „Sensation seeking".

Automatisch positive Verstärkung wird angewandt, um sich besser zu fühlen. Im Rahmen der sozial positiven Verstärkung dient NSSV dazu, Aufmerksamkeit oder Zugang zu Ressourcen zu erhalten. Im Rahmen der sozial negativen Verstärkung wird NSSV angewandt, um interperso-

Tabelle 7: Das 4-Funktionenmodell nach Nock und Prinstein (2004, 2005)

	Automatisch	Sozial
Positive Verstärkung	APV: – Erreichung positiv erlebter Zustände – „NSSV um einen Kick zu bekommen"	SPV: – Auftretenswahrscheinlichkeit eines externen Ereignisses erhöhen – „NSSV um Anteilnahme zu bekommen"
Negative Verstärkung	ANV: – Milderung aversiv erlebter Zustände – „NSSV um einen negativen Gefühlszustand zu beenden"	SNV: – Beeinflussung aversiver externer Umstände – „NSSV um aus einer negativ erlebten sozialen Situation zu entkommen"

nelle Forderungen abzuwenden, bzw. um sich einer unangenehm empfundenen sozialen Situation zu entziehen. Interpersonelle Funktionen sind weniger häufig, können aber auch parallel mit intrapersonellen Funktionen einhergehen, wie z. B. „wütend auf jemanden sein" oder „zeigen wie verzweifelt ich bin". Häufig dient also NSSV dazu von einem Zustand mit negativer emotionaler Valenz und hoher Anspannung in einen Zustand mit niedriger Anspannung und positiver emotionaler Valenz zu wechseln (Klonsky et al., 2009). Von Nock und Kollegen (2009) wurde im Rahmen einer „real time ecological momentary assessment" Studie unter Zuhilfenahme von tragbaren Handhelds gezeigt, dass vor Gedanken an NSSV Sorgen, belastende Erinnerungen und das Gefühl von Anspannung häufig geschildert wurden, während direkt vor NSSV das Gefühl geschildert wurde sich zurückgewiesen zu fühlen, Wut gegen sich selbst, sowie Selbsthass oder Wut auf andere zu spüren.

Spannungsbogen der Selbstverletzung

In den Selbstberichten der Patienten wird immer wieder ein Spannungsbogen erkennbar, der den Ablauf von NSSV kennzeichnet. Internale (intrusive Gedanken) und externale (z. B. aktuelle Belastungssituationen) Stressoren können zu einer schnell anwachsenden Affektspirale führen. Verzweiflung, Enttäuschung oder eskalierende Wut münden schließlich in einen extremen Spannungszustand, wobei die Möglichkeit zur Affektregulation misslingt. Am Höhepunkt des Spannungsbogens kommt es zu einer Zunahme von Entfremdungserleben, was die Anspannung weiter verstärkt. Angst und Dysphorie steigern sich zu einem quälend erlebten Druckgefühl, dass mit einer Veränderung des Schmerzempfindens verbunden ist (Herpertz, 1995). Der immer stärker werdende Wunsch sich zu schneiden, beginnt das Bewusstsein zu beherrschen. Weitere dissoziative Erlebnisweisen wie Trancezustände, Amnesien, Körpergefühls- und Bewegungsstörungen können auftreten. Die entscheidende Phase der tat-

Spannungslösung durch NSSV

sächlichen Umsetzung der Gewebsschädigung wird nicht selten von Amnesie und Analgesie begleitet. Durch NSSV kann es zu einer Spannungslösung kommen. Diese Entlastungserfahrung kann zum Ansatzpunkt einer Repetition selbstverletzenden Verhaltens werden, wobei die Wiederholungsneigung bei ca. einem Drittel der Patienten mit repetitiver Automutilation auftritt, ohne dass eine subjektive Entlastung berichtet wird (Briere & Gil, 1998). Das Hauptmotiv der Wiederholung liegt nicht in der interaktionellen Funktionalität der Selbstverletzung. Nach einer Phase der Erleichterung beginnt nicht zuletzt aufgrund der Reaktion der Bezugspersonen und der eigenen negativen Selbstbewertung ein neuer Spannungsbogen mit Schuldgefühlen z. B. dem Selbstverletzungsdruck nicht widerstanden zu haben, die dann in einer erneuten Belastung kulminieren (Resch & Brunner, 2004).

Einsatz von Tagebüchern zur Identifizierung auslösender und aufrechterhaltender Bedingungen

Als Hilfsmittel für die Erfassung von Auslösern und Gedanken rund um NSSV haben sich Tagebücher bewährt. Betroffene sollen dabei für frühe Anzeichen von Anspannung sensibilisiert und das dichotome Denken aufgebrochen werden. Es kann weiter zur Ressourcenaktivierung genutzt werden, um positive und negative Tätigkeiten und Stimmungen im Tagesverlauf festzuhalten. In Kapitel 4 (vgl. M03) befindet sich eine entsprechende Vorlage für eine Tagebuchkarte.

Hilfreiche Materialien

- Mit dem Selbstberichtfragebogen „Functional Assessment of Self-Mutilation" (FASM; Lloyd, Kelley & Hope, 1997; dt. Version Paul Plener, 2010) werden die Bereiche Methoden und Funktionen erfasst. Die deutsche Version ist als M04 in Kapitel 4 (vgl. S. 76–78) abgedruckt.
- Das Arbeitsblatt „Funktionen von NSSV" (aus In-Albon & Schmid, 2012) soll dazu dienen, dass Betroffene verschiedene Funktionen von NSSV erkennen und angeben können, wie stark/häufig die Funktionalität des NSSV in den verschiedenen Bereichen ist (vgl. M02 in Kapitel 4, S. 73).
- Anhand eines Tagebuchs erhält man einen Überblick über die Symptomatik und kann Ressourcen und auslösende Bedingungen analysieren. Ziel ist darüber hinaus das Aufbrechen von Schwarz-Weiß-Denken. Die „Tagebuchkarte" (modifiziert nach In-Albon & Schmid, 2012, vgl. M03 in Kapitel 4, S. 74–75) wird im Laufe der Therapie vom Patienten ausgefüllt.

2.1.6 Information über das Ergebnis der Diagnostik für Jugendliche/Erfassung der Einstellung zur Therapie

Vor Beginn der Behandlung sollten dem Patienten angemessen die Ergebnisse der Diagnostik rückgemeldet werden. Dabei sollten die Diagnosen genau erklärt werden. Bei mehreren komorbiden Diagnosen kann auf den deskriptiven Ansatz der Klassifikationssysteme verwiesen werden. Es sind die Problembereiche aber auch die Ressourcen zu berücksichtigen.

L6	**Leitlinie 6: Information über das Ergebnis der Diagnostik/Erfassung der Einstellung zur Therapie**
	– Rückmeldung der Ergebnisse der Diagnostik – Einstellung zur Therapie – Frühere Behandlungsversuche – Veränderungshindernisse und Änderungswünsche

Bei der Information von Bezugspersonen sollte zuvor mit dem Patienten besprochen werden, was diesen berichtet wird und ob dies im Beisein des Patienten oder nicht besprochen wird. An dieser Stelle kann auch auf Behandlungsmöglichkeiten eingegangen werden.

Vorteile und Veränderungshindernisse einer Therapie herausarbeiten

Des Weiteren können die Einstellung zu einer Therapie, Informationen zu früheren Behandlungsversuchen, die Vorteile der Therapie, Veränderungshindernisse und Änderungswünsche erfragt werden.

Für die Erhebung von Vorteilen und Veränderungshindernissen können folgende Fragen hilfreich sein (vgl. In-Albon & Schmid, 2012):
- Weshalb soll mit NSSV aufgehört werden?
- Was würde sich verändern oder verbessern, wenn NSSV nicht mehr ausgeführt wird?
- Was hindert dich mit NSSV aufzuhören?
- Konntest du zeitweise schon einmal mit NSSV aufhören?

2.1.7 Verlaufskontrolle und Qualitätssicherung

Der Verlauf sollte hinsichtlich folgender Faktoren überprüft werden (siehe Leitlinie 7):
- Reduktion der Symptomatik,
- Reduktion komorbider Symptomatik,
- Verbesserungen in den Beziehungen zu Peers und Familie.

Zur Verlaufskontrolle regelmäßiger Einsatz von Selbstberichtverfahren

Die eingesetzten Diagnoseverfahren zu Beginn sollten zur Verlaufskontrolle am Ende nochmals eingesetzt werden. Zur Evaluation des Verlaufs kann der FASM in regelmäßigen Abständen durchgeführt werden.

L7	**Leitlinie 7: Verlaufskontrolle und Qualitätssicherung**
	– Prä-post- sowie Katamneseuntersuchung der Symptomatik, Komorbidität und Beziehungen zu Peers und Familie

Hilfreiche Materialien

- Selbstberichtfragebogen „Functional Assessment of Self-Mutilation“ (FASM; Lloyd, Kelley & Hope, 1997; dt. Version Paul Plener, 2010). Die deutsche Version ist als M04 in Kapitel 4 (vgl. S. 76–78) abgedruckt (vgl. auch die Beschreibung in Kapitel 3.1.2).
- Fragebogen „Erfassung der Verhaltensänderungen nach der Therapie“ (entwickelt durch die Autoren). Dieser Fragebogen ist als M06 in Kapitel 4 (vgl. S. 85) abgedruckt. Der Fragebogen wird von den Patienten nach der Therapie ausgefüllt.
- Weitere Materialien, die zur Qualitätssicherung eingesetzt werden können (z. B. Zielerreichung), finden sich bei Petermann und Petermann (2013).

2.2 Leitlinien zur Behandlung

Tabelle 8 bietet einen Überblick über die Leitlinien zur Behandlung.

Tabelle 8: Übersicht über die Leitlinien zur Behandlung

L8	Erstkontakt
L9	Akutbehandlung der Selbstverletzung
L10	Weiterverweisung nach der Akutbehandlung
L11	Therapiesetting
L12	Grundprinzipien der Psychotherapie
L13	Pharmakotherapie
L14	Elternarbeit: Kommunikations- und Verhaltensregeln
L15	Zusammenarbeit mit der Schule
L16	Zusammenarbeit mit Jugendhilfe und Sozialarbeit

2.2.1 Erstkontakt

Jugendliche mit NSSV treten mit dem Gesundheitssystem häufig erstmals im Rahmen der Akutversorgung von frisch zugefügten Verletzungen in Kontakt. Zwar existieren vielzählige Anlaufstellen, bei denen sich Patienten mit NSSV Hilfe suchen können. Jedoch findet der Erstkontakt in vielen Fällen als nächtlicher Notfall in der chirurgischen Ambulanz statt, zu dem günstigstenfalls der kinder- und jugendpsychiatrische Dienstarzt konsiliarisch hinzugezogen wird.

Neutrales Auftreten im Erstkontakt

Walsh (2006, 2007) empfehlen für den Erstkontakt mit Betroffenen mit NSSV ein emotional weitgehend neutrales Auftreten. Übermäßige Anteilnahme birgt die Gefahr, NSSV zu verstärken und weitere oder gar massivere Selbstschädigungen zu begünstigen. Hingegen kann ein zu distanzierter oder gar strafender Umgang mit dem Betroffenen weiteres Hilfesuchverhalten im Keim ersticken. Diese weitgehend neutrale Haltung sollte auch bei evtl. sich anschließenden Akutvorstellungen aufgrund von frischen Selbstverletzungen beibehalten werden (siehe Leitlinie 8).

L8 Leitlinie 8: Erstkontakt

- Auf emotional weitgehend neutrales Auftreten bei Erstkontakt mit Betroffenen achten
- Neutrale Haltung auch bei etwaigen weiteren Akutvorstellungen beibehalten

2.2.2 Akutbehandlung der Selbstverletzung

Fachgerechte Wundreinigung und -versorgung

Die adäquate medizinische Wundversorgung stellt einen wichtigen Aspekt der Akutbehandlung einer Selbstverletzung dar. Die Wunden können von oberflächlichen Kratzern bis hin zu großen Schnitten in tiefere Hautschichten oder andere Strukturen reichen. Auch Brandwunden, Erfrierungen oder großflächige Schürfwunden kommen vor. Bei weniger großen oder tiefen Wunden besteht die Wundversorgung in der Regel in einer gründlichen Reinigung der Wunde und der anschließenden Desinfektion. Selbstverletzungen bergen immer ein nicht unerhebliches Infektionsrisiko durch Keime und Schmutz, die bei der Verletzung der Hautoberfläche in das darunterliegende Gewebe oder den Blutkreislauf eintreten können. Die beschriebenen Maßnahmen senken dieses Risiko erheblich. Handelt es sich um tiefere Schnittwunden oder starke Verbrennungen, kann eine chirurgische Wundversorgung (Kleben oder Nähen einer klaffenden Wunde, chirurgisches Abtragen von verbranntem und abgestorbenem Gewebe) indiziert sein, um eine gute Wundheilung mit möglichst geringer Narbenbildung zu gewährleisten. Anschließend sollte ein Wundverband angelegt werden, um die Wunde vor Verunreinigung zu schützen und die Patienten zunächst von einer Manipulation an der Wunde abzuhalten. Zu Beginn jeder Therapie mit Jugendlichen mit NSSV sollte die ausreichende medizinische Versorgung jeder einzelnen Selbstverletzung thematisiert werden. Jugendliche sollten ihre selbstzugefügten Schnittwunden, im Sinne einer gewissen Selbstfürsorge, nach der Verletzung desinfizieren, verbinden und eine professionelle Behandlung abwägen. Daher sollten sie die Kriterien für die Notwendigkeit einer chirurgischen Wundversorgung kennen. Ebenso wichtig ist, dass die Jugendlichen in der Lage sind, die Symptome und Anzeichen einer Wundinfektion zu erkennen. Im Rahmen regelmäßiger Kontrollen sollen Ärzte oder Therapeuten den Wundstatus solcher Patienten kontrollieren.

Medizinische Wundversorgung und Anleitung zur Selbstfürsorge

Gerade bei Jugendlichen mit NSSV und komorbider BPS ist zu berücksichtigen, dass eine schlechte Wundversorgung bis hin zur bewussten Manipulation von Wunden auch Ausdruck ihrer Ablehnung des eigenen Körpers, ihrer geringen Selbstfürsorge und massiven Selbstschädigungswünschen sein kann. Situationen mit deutlicher Eigengefährdung können die Folge sein und sollten durch Ärzte und Therapeuten rechtzeitig erkannt werden.

Impfschutz gegen Tetanus

Abklärung Tetanus-Impfschutz

Ein wesentlicher medizinischer Aspekt, welcher im Rahmen von Erstkontakten mit Jugendlichen mit NSSV berücksichtigt werden sollte, ist der Impfschutz für Wundstarrkrampf (Tetanus). Wenngleich der Tetanus-Impfschutz bei allen Jugendlichen vorliegen sollte, muss dieser erfragt und gegebenenfalls durch Vorlage des Impfpasses verifiziert werden. Bei Unklarheit bezüglich des Impfschutzes sollte eine Nachimpfung erwogen werden, da eine Tetanus-Infektion zu schweren Komplikationen bis hin zu tödlichen Folgen führen kann (siehe Leitlinie 9).

L9 **Leitlinie 9: Akutbehandlung der Selbstverletzung**

- Achten Sie auf ein emotional neutrales Auftreten
- Überprüfen und leiten Sie gegebenenfalls folgende zentrale Bestandteile der Akutversorgung ein:
  - fachgerechte Wundreinigung und -versorgung
  - Impfschutz gegen Tetanus
  - Abklärung akuter Suizidalität
  - Weiterverweisung und Anbahnung von Hilfen

Hinweis auf Infektionskrankheiten

Bei Jugendlichen mit repetitiver NSSV aus bestimmten Peer-Gruppen sollte im Rahmen des Erstkontaktes geprüft werden, ob die Gefahr einer Infektion durch gemeinsames Benutzen von Rasierklingen oder anderen Gegenständen besteht. Infektionskrankheiten mit parenteralem Übertragungsweg wie HIV oder Hepatitis können auf dem Blutweg direkt übertragen werden. Der behandelnde Arzt sollte eine solche gemeinsame Nutzung erfragen und, gegebenenfalls ausführlich und eindringlich über die Möglichkeit der Übertragung der Erkrankungen informieren.

Abklärung akuter Suizidalität und Weiterversorgung

Die Abklärung von Suizidalität stellt neben der medizinischen Versorgung der Selbstverletzung einen zweiten zentralen Bestandteil der Akutbehandlung selbstverletzenden Verhaltens dar. NSSV geht häufig mit Suizidalität einher; eine fachlich kompetente Einschätzung der Suizidalität muss unbedingt erfolgen, wenn ein Jugendlicher wegen einer akuten Selbstverletzung vorstellig wird. Daher ist eine zeitgleiche oder der haus-, kinderärztlichen oder chirurgischen Versorgung der Patienten angeschlossene fachgerechte Abklärung notwendig. Diese sollte eine ausführliche Exploration (vgl. Kapitel 2.1.3) beinhalten, gegebenenfalls unter Berücksichtigung einer Fremdanamnese durchgeführt werden, und klären, ob die stattgefundene Selbstverletzung in suizidaler Absicht erfolgte (also eigentlich ein Suizidversuch vorliegt), und ob zusätzlich zum selbstverletzenden Verhalten auch akute Suizidgedanken oder -pläne bestehen. Sofern der Jugendliche von akuter Suizidalität betroffen ist, muss eine sofortige Einweisung in eine Klinik für Kinder- und Jugendpsychiatrie erfolgen, um den Betroffenen vor akuter Eigengefährdung zu schützen.

Suizidalität genau einschätzen; bei akuter Suizidalität muss eine sofortige Einweisung in eine Klinik für Kinder- und Jugendpsychiatrie erfolgen

2.2.3 Möglichkeiten der Weiterversorgung

Nach erfolgter medizinischer Grundversorgung der Verletzungen, sowie ausreichender Abklärung der Suizidalität stellt sich eine der herausforderndsten und zugleich richtungsweisendsten Aufgaben an die Helfer des Erstkontaktes. Die Jugendlichen erleben die zeitaufwändige Prozedur in der Regel als nervenaufreibend und zehrend und möchten nach Hause. An diesem Punkt werden die Weichen für den künftigen Umgang des Jugendlichen mit NSSV gestellt. Der Jugendliche entscheidet, ob er die Vorstellung zum Anlass für weitere Beratung und Behandlung nimmt oder NSSV ohne Inanspruchnahme professioneller Hilfe auch zukünftig nachgeht.

Eine Möglichkeit besteht darin, den Jugendlichen zu motivieren, selbstständig weitere Hilfen aufzusuchen. Dies ist sicherlich das Mittel der Wahl, da Eigenmotivation eine gute Voraussetzung für die erfolgreiche Weiterbehandlung von psychischen Problemen darstellt. Hierfür können eine ausgiebige Aufklärung der Patienten mit der Enttabuisierung von NSSV und die Förderung einer Störungseinsicht hilfreich sein. Ein Anreiz zur weiteren Behandlung kann über die Erklärung, dass NSSV eine Funktion erfüllt, und dass das Erlernen alternativer Coping-Strategien möglich ist, gesetzt werden. Der Jugendliche sollte einerseits Verständnis für die Selbstverletzungen sowie die auslösenden bzw. begleitenden Probleme und Konflikte erfahren, andererseits sollte dem Betroffenen aber auch die Möglichkeiten einer Veränderung aufgezeigt werden. Verbindlichkeit und Sicherheit können über die Nennung konkreter Anlaufstellen oder Vereinbarung von Folgeterminen erzeugt werden und die Jugendlichen können an weitere Hilfsmaßnahmen herangeführt werden. Jedoch stellt dies bei der kinder- und jugendpsychiatrischen bzw. -therapeutischen Versorgungslage in Deutschland bisweilen eine extreme Herausforderung dar. Nicht selten führen monatelange Wartezeiten dazu,

Steigerung der Inanspruchnahme von Weiterversorgung durch Aufklärung, Steigerung der Eigenmotivation, Aufzeigen von Veränderungsmöglichkeiten, Nennung konkreter Anlaufstellen und Vereinbarung von Folgeterminen

dass sich die Jugendlichen mit ihren Problemen allein gelassen fühlen und ihnen der Weg in weiterführende professionelle Hilfe nicht gelingt.

L10 **Leitlinie 10: Weiterverweisung nach der Akutbehandlung**

Folgende Weiterverweisungsmöglichkeiten können im Anschluss an die Akutbehandlung der Selbstverletzung in Betracht gezogen werden:
- Dienstarzt/Konsilarzt der Kinder- und Jugendpsychiatrie (Inanspruchnahme meist sofort)
- Ambulanz der kinder- und jugendpsychiatrischen Klinik (Inanspruchnahme am selben oder nächsten Tag)
- Niedergelassene Kinder- und Jugendpsychiater/-therapeuten (Inanspruchnahme ggf. mit Wartezeiten verbunden)
- Psychologische Beratungsstellen (Inanspruchnahme ggf. mit Wartezeiten verbunden)
- Schulpsychologe/-sozialarbeiter (Inanspruchnahme am nächsten Tag)

Daher ist es ebenfalls wichtig, eine weitere Versorgung von ärztlich-therapeutischer Seite aus sicher zu stellen (siehe Leitlinie 10). Gelingt es nicht, mit dem Jugendlichen eine Therapiemotivation zu erarbeiten, sollte dieser Ansatz sogar als alleinige Möglichkeit herangezogen werden.

Einbezug der Eltern

Konkret sollten die Eltern beziehungsweise Sorge- oder Erziehungsberechtigten dieser Jugendlichen benachrichtigt werden und ihnen idealerweise ein zeitnahes Informationsgespräch angeboten werden. Mit Hilfe von ausführlicher Aufklärung und Beratung kann ein besseres Verständnis für NSSV und begleitende Faktoren erzielt werden. Darüber hinaus muss auf die Notwendigkeit einer weiterführenden Diagnostik und Behandlung hingewiesen und an die Verantwortung gegenüber den Jugendlichen appelliert werden.

Unter Berücksichtigung dieser Aspekte kann die Akutvorstellung der Patienten zu einem wesentlichen ersten Schritt werden, der einerseits die Sicherheit der Patienten gewährleistet und andererseits die Inanspruchnahme weiterführender Hilfen anstößt. Der Erstkontakt wird somit zur Chance, alle Beteiligten für eine langfristige Behandlung von NSSV zu motivieren und gegebenenfalls weitere Maßnahmen einzuleiten.

2.2.4 Therapiesetting

Das Gelingen einer Therapie von Jugendlichen mit NSSV hängt maßgeblich von der Wahl des geeigneten Settings ab. Dabei ist die ambulante oder teilstationäre Behandlung in aller Regel den stationären Behandlungsangeboten vorzuziehen. Sofern die stationäre Aufnahme indiziert ist, sollten sofort zu Beginn konkrete, während des stationären Aufenthalts erreichbare Behandlungsziele und die dafür notwendige Dauer der Behandlung definiert werden. Von unspezifischen stationären Behandlungen, ohne einen klaren Fokus und ohne einen vereinbarten zeitlichen Rahmen, ist grundsätzlich abzuraten. Dies gilt auch für die Behandlung von Patienten mit BPS. Bolm und Kollegen (2002) sowie Bohus und Höschel (2006) konnten zeigen, dass die ambulante Behandlung mit eher kurzen und zielgerichteten Kriseninterventionen deutliche Vorteile gegenüber langen stationären Behandlungen birgt. Diese sind einerseits in der hohen Gefahr einer Regression begründet, die mit dem stationären Setting verbunden ist. Andererseits herrscht der allgemeine Konsens, dass die Störung am besten dort zu behandeln ist, wo sie symptomatisch wird, also im Alltag mit all seinen Anforderungen und vorhandenen Beziehungen (siehe Leitlinie 11).

Ambulantes Therapiesetting ist meist einem stationären Setting vorzuziehen

L11 Leitlinie 11: Therapiesetting

Grundsätzlich ist eine ambulante Therapie unter Einbeziehung des Umfeldes und Alltags der Jugendlichen zu bevorzugen.

Indikationen für eine stationäre Therapie sind:
- Schwere und rezidivierende Selbstverletzungen, die eine Eigengefährdung darstellen
- Akute Suizidalität
- Akute Fremdgefährdung bei aggressiven Impulsdurchbrüchen
- Schwere komorbide Störungen (Depression, Essstörung, Sucht)
- Rezidivierende schwere dissoziative Zustände, in denen es ebenfalls zu Gefährdungssituationen kommen kann
- Zunehmende Delinquenz
- Hochrisikoverhalten (z. B. ungeschütztes, promiskuitives Verhalten)
- Mangelnde Einsicht
- Anhaltende Traumatisierungen durch das Umfeld
- Schwere psychosoziale Belastung durch das nähere Umfeld

Die Indikation für eine stationäre Aufnahme bei Jugendlichen mit NSSV liegt in der Regel vor, wenn weitere Symptome, komorbide Störungen oder massive psychosoziale Begleitphänomene bestehen. Selbstverletzungen an sich sind in den meisten Fällen kein Grund für eine stationäre Behandlung. Eine Ausnahme bilden Personen, bei denen Art und Schwere der Selbstverletzungen in den Bereich der deutlichen Eigengefährdung übergehen, bzw. akute Suizidalität im Raum steht.

Indikation für stationäre Therapie

2.2.5 Grundprinzipien der Psychotherapie

Die Psychotherapie verfügt über eine Reihe sehr wirksamer Interventionen für die Behandlung von Patienten mit NSSV. Sie sollte daher die bevorzugte Behandlungsmethode für diese Patientengruppe darstellen (siehe Leitlinie 12). Prinzipiell können die Grundsätze der psychotherapeutischen Behandlung NSSV unabhängig von der Therapieform und

Psychotherapie ist die Behandlungsmethode 1. Wahl bei NSSV

dem Alter der Patienten angewandt werden. Einige Besonderheiten sollten jedoch in der Therapie von Jugendlichen mit NSSV beachtet werden.

L12 **Leitlinie 12: Grundsätze der Psychotherapie**

- Feste Regeln für die Therapie und den Umgang mit Krisen
- Definition klarer Regeln für den Umgang mit Suizidalität, Selbstverletzungen und Störungen der therapeutischen Rahmenbedingungen („Therapievertrag")
- Festlegung von Maßnahmen, die bei drohender Nicht-Einhaltung zu ergreifen sind („Krisenpläne")

Dynamische Hierarchisierung der Therapiefoci:

- Vorrangige Behandlung von suizidalen Ideen, selbstschädigenden und therapiegefährdenden Verhaltensweisen sowie Bearbeitung aktueller Konflikte – in dieser Reihenfolge; anschließend kann die manualisierte psychotherapeutische Arbeit aufgenommen werden
- Intensiviertes Unterstützungsangebot zu Beginn der Therapie, um den Verzicht auf das selbstverletzende Verhalten zu erleichtern

Therapeutischer Einbezug des Umfeldes:

- Identifikation und Bearbeitung zentraler Konflikte im System des Jugendlichen unter Einbeziehung der Bezugspersonen
- Mobilisierung der Zusammenarbeit von Helfersystemen und Bezugspersonen

Ständige Erarbeitung des Commitments:

- Aufbau einer vertrauensvollen Beziehung
- Berücksichtigung von Schwierigkeiten in der Beziehungsgestaltung und von Übertragungsphänomenen
- Schaffen eines strukturierten, konsistenten Rahmens für die Therapie
- Einsatz von Verstärkern und Beziehungsklärungen

Regeln und Vereinbarungen

Erstellung von Therapieverträgen und Krisenplänen

Allen Behandlungsansätzen sind folgende Grundsätze gemein: Patient und Behandler sollten sich vor oder bei Aufnahme der Behandlung auf klare Regeln bezüglich des Umgangs mit Suizidalität, Selbstverletzungen und Störungen der therapeutischen Rahmenbedingungen einigen und diese in Therapieverträgen festhalten. Nahezu alle etablierten psychotherapeutischen Verfahren arbeiten zudem mit „Krisenplänen". Diese definieren die genauen Abläufe und Handlungsschritte für den Fall, dass notwendige und festgelegte Rahmenbedingungen nicht mehr eingehalten werden können.

Hierarchisierung Therapiefoci

In der Behandlung von Persönlichkeitsstörungen, insbesondere der Borderline-Persönlichkeitsstörung, hat sich die sogenannte „dynamische Hierarchisierung“ (Herpertz, 2009) etabliert. Diese sieht eine Ausrichtung der Behandlungsschwerpunkte an der momentanen Situation und dem Bedarf des Patienten vor. Die Schwerpunkte folgen zugleich immer einer hierarchischen Ordnung: Suizidale Ideen werden stets vorrangig behandelt, es folgen weitere schädigende und gefährdende Verhaltensweisen, zu denen vor allem die schwereren Selbstverletzungen zählen und schließlich therapiegefährdendes Verhalten. Aktuell besonders belastende Ereignisse oder Konflikte im Leben und Umfeld der Patienten schließen sich an, bevor zuletzt nach Durchlaufen dieser Hierarchie eine gewisse Stabilität hergestellt wurde und die eigentliche, dem jeweiligen Behandlungsmanual folgende Therapie beginnt bzw. fortgesetzt wird. Diese therapeutischen Hierarchien sind auch in der Behandlung von Jugendlichen mit NSSV sinnvoll, da Selbstverletzungen in den meisten Fällen von komorbiden Störungen oder weiteren Symptomen begleitet werden. Sowohl dem Therapeuten als auch dem Patienten können die Hierarchien als Orientierung und Leitfaden für die verschiedenen Problembereiche und Therapieschwerpunkte dienen.

Hierarchien zur Orientierung der Therapieschwerpunkte

In der praktischen Arbeit mit Jugendlichen mit NSSV gestaltet sich die Einhaltung der Hierarchien häufig schwierig, da viele Betroffene die Wertigkeit ihrer Probleme anders einschätzen. Für die meisten Jugendlichen stellen interpersonelle Konflikte, familiäre oder schulische Probleme sowie der eigene Selbstwert und die Identität zentrale Themen dar, welche sie vorrangig bearbeiten möchten. Ein typische Aussage jugendlicher Patienten lautet: „Wenn ich meine Probleme hier gelöst habe und selbstbewusster und glücklicher bin, dann kann ich ja auch mit dem Selbstverletzen aufhören und habe wahrscheinlich auch keine Suizidgedanken mehr.“ Bisweilen können solche Patienten schwer akzeptieren, dass das Unterlassen der selbstschädigenden Handlungen für die Therapeuten eine der primären Bedingungen in der Behandlung ist. Bei ihnen ist die Angst vorrangig, dass man ihnen mit der Rasierklinge ihr stabilisierendes „Werkzeug“ wegnimmt, ohne bei den wirklichen Problemen zu helfen. Damit die Jugendlichen die an sie gestellten Aufgaben (Anti-Suizid-Vertrag, Unterlassen der Selbstverletzungen etc.) bewältigen können, ist es wichtig, ihnen gerade in der Anfangsphase der Behandlung viel Unterstützung zu bieten. Die etablierten Therapieverfahren, allen voran die Dialektisch-behaviorale Therapie, zeigen hierfür verschiedenste Hilfestellungen und Maßnahmen auf.

Einbezug Umfeld

Jugendliche sind aufgrund ihrer noch bestehenden Unselbstständigkeit und Abhängigkeit häufig in ein komplexes System eingebunden. Dieses besteht aus der Familie, den Lehrern und institutionellen Helfern sowie den Freunden und anderen Jugendlichen aus der Peer-Gruppe. Das Umfeld der jugendlichen Patienten muss daher verstärkt in den therapeutischen Prozess einbezogen werden. Eine wichtige Aufgabe des Therapeuten besteht darin, Konflikte und Problemherde in diesem System zu erkennen und sie mit den Patienten, und gegebenenfalls den wichtigen Bezugspersonen, zu bearbeiten. Das System sollte zugleich als Ressource genutzt und die Kooperation von Bezugspersonen und Helfersystemen gefördert werden. Das Gelingen der Therapie hängt häufig davon ab, ob die zentralen Bezugspersonen im Umfeld zur Zusammenarbeit bewegt werden konnten und eine einheitliche Linie aller Beteiligten im Umgang mit dem Jugendlichen sowie seiner Erkrankung verfolgt wird.

Einheitliche Linie aller Bezugspersonen im Umgang mit NSSV

Erarbeitung des Commitments

Jugendliche nehmen die kinder- und jugendpsychiatrische bzw. psychotherapeutische Behandlung in vielen Fällen unfreiwillig und auf Drängen von Eltern, Lehrern oder anderen institutionellen Einrichtungen (z. B. Jugendamt) auf. Zugleich herrschen auf Seiten des Jugendlichen oft Vorbehalte, mit Erwachsenen über Konflikte und Sorgen zu sprechen, weswegen viele zu Beginn der Behandlung vage und ausweichend bleiben. Der Therapieerfolg hängt daher maßgeblich davon ab, ob es dem Therapeuten gelingt, eine vertrauensvolle und tragfähige therapeutische Beziehung zu seinen Patienten aufzubauen (Luborsky, 1984) und die Jugendlichen auch in dieser Beziehung zu halten. Bekannt ist, dass Patienten mit einer BPS häufig an grundlegenden Schwierigkeiten in Beziehungsaufbau und -aufrechterhaltung leiden. Diese Probleme kommen jedoch auch bei anderen Patienten mit NSSV oftmals als Begleitphänomen vor. Gerade für das Jugendalter ist die Problematik kennzeichnend, da hier die ohnehin von einer gewissen Unentschlossenheit und Unsicherheit geprägte Lebensphase der Adoleszenz erschwerend hinzukommt. Auch besteht im Jugendalter oftmals eine gewisse Skepsis bis hin zu ausgewachsenem Misstrauen gegenüber erwachsenen Autoritätspersonen. Eine Vertrauensbasis muss daher oftmals langsam und geduldig erarbeitet werden (Streeck-Fischer, 2008). Patienten stellen das einmal geschlossene Arbeitsbündnis vielmals in Frage und prüfen die Loyalität und Beanspruchbarkeit des Therapeuten. Regelübertritte und Grenzüberschreitungen im Rahmen der Therapie stellen in diesem Kontext typische Verhaltensweisen dar, gerade hinsichtlich des NSSV selbst. So werden die Jugendlichen ihre Motivation, diese Verhaltensweisen einzustellen und nach alternativen Coping-Strategien zu suchen, immer wieder hinterfragen. Eine psychotherapeutische Behandlung von betroffenen Jugendlichen kann folglich über lange Strecken hinweg in der Commitment-Arbeit zur Reduktion dieser dysfunktionalen Verhaltensweisen bestehen. Es empfiehlt sich, vorab einen sehr strukturierten und konsistenten Rahmen für die Therapie zu schaffen. So geraten Therapeuten seltener in Situationen, in denen sie gezwungen sind, ihre „therapeutische“ Haltung zugunsten von pädagogischen Interventionen, die im Bereich der Kin-

Beziehungsaufbau zentral

Von Beginn der Therapie an einen sehr strukturierten und konsistenten Therapierahmen schaffen

der- und Jugendpsychotherapie einen hohen Stellenwert haben, zu verlassen. Darüber hinaus sollte dysfunktionales Verhalten der Patienten in der Beziehungsgestaltung (z. B. Schweigen, Unpünktlichkeit, Feindseligkeit) fortwährend angesprochen und korrigiert werden und Verstärkungen für vertrauensvolles Kooperationsverhalten eingesetzt werden (Herpertz, 2009).

Unmittelbares Ansprechen von dysfunktionalem Verhalten in der Therapie

2.2.6 Pharmakotherapie

Die Psychopharmakotherapie hat in der Behandlung von NSSV eine nachgeordnete Rolle, da nie eine Pharmakotherapie ohne begleitende und schon zuvor bestehende Psychotherapie eingeleitet werden sollte (Plener, Libal, Fegert & Kölch, 2013). Wie bereits in Kapitel 1.8.2 dargelegt, ist die Evidenz für eine psychopharmakologische Intervention besonders im Kindes- und Jugendalter äußerst begrenzt (siehe Leitlinie 13).

Psychopharmakotherapie nur in Kombination mit Psychotherapie

L13 **Leitlinie 13: Psychopharmakologische Behandlung**

- Psychopharmakologische Monotherapie bei NSSV nicht vertretbar
- Bei Vorliegen einer psychischen Grunderkrankung: Behandlung gemäß Leitlinien
- *Symptome und mögliche Medikamente:*
  - Innere Anspannungszustände, Impulskontrolldefizite, affektive Labilität möglicher Einsatz von atypischen Antipsychotikum
  - Bei depressiver, ängstlicher oder zwanghafter Symptomatik möglicher Einsatz von SSRIs
  - Aggressives Verhalten, Impulskontrolldefizite möglicher Einsatz von Phasenprophylaktika
  - Bei starken Anspannungszuständen möglicher Einsatz von niedrigpotenten Antipsychotika

Für die klinische Praxis muss festgehalten werden, dass keine psychopharmakologische Substanz existiert, die zur Behandlung von NSSV zugelassen wurde. Dies hat zur Folge, dass – entschließt man sich zu einer solchen Intervention – im Aufklärungsgespräch auch explizit die Verschreibung außerhalb des Zulassungsbereiches („off-label") thematisiert werden muss. Jede psychopharmakologische Intervention muss im Rahmen eines Gesamtbehandlungskonzeptes erfolgen, das auch eine psychotherapeutische Intervention miteinschließt. Eine reine Psychopharmako-Monotherapie ohne begleitende Psychotherapie ist – angesichts der Datenlage – nicht zu vertreten.

Kein Medikament zur Behandlung von NSSV zugelassen

Prinzipiell sollten zuerst psychische Grunderkrankungen, die NSSV potenziell beeinflussen, leitliniengerecht behandelt werden. Das beinhaltet etwa die Behandlung einer manifesten depressiven Erkrankung mit einer Kombination aus Psychotherapie und (ggf.) antidepressiver Medikation mit Selektiven Serotonin Wiederaufnahmehemmern (SSRI), oder auch eine etwaige medikamentöse Intervention mittels SSRIs bei Zwangserkrankungen. Sollte eine solche Grunderkrankung nicht bestehen, NSSV jedoch aufgrund der Schwere und Beeinträchtigung einer psychopharmakologischen Therapie bedürfen, so kann nach Syndromclustern vorgegangen werden (vgl. Plener, Libal, Fegert & Kölch, 2013). Das bedeutet, dass für komplex psychopathologische Auffälligkeiten, die nicht die Kriterien eines bestimmten Störungsbildes erfüllen, eine möglichst passgenaue psychopharmakologische Intervention gefunden werden soll. Ein solches Vorgehen stellt in jedem Fall eine Einzelfallentscheidung dar, muss individualisiert erfolgen und bewegt sich immer außerhalb des zugelassenen Bereiches („off-label"). Es handelt sich hierbei also um einen „individualisierten Heilversuch", was entsprechende juristische Konsequenzen hat und auch dem Patienten in der Aufklärung erläutert werden muss.

Medikation als individueller Heilversuch

Für innere Anspannungszustände, Impulskontrolldefizite und affektive Labilität kann ein atypisches Antipsychotikum geeignet erscheinen. Hierbei sind prinzipiell Präparate vorzuziehen, die ein günstigeres Spektrum an unerwünschten Arzneimittelwirkungen haben. So ist vor allem die bei vielen atypischen Antipsychotika verbreitete Nebenwirkung einer massiven Gewichtszunahme bei vielen (v.a. weiblichen) Jugendlichen ein Grund für eine mangelnde Therapieadhärenz. Bei depressiver, ängstlicher oder Zwangssymptomatik ist die Anwendung eines SSRI anzustreben, da in diesem Bereich Studien und teilweise auch Zulassungen (im Bereich klinisch manifester Diagnosen) vorliegen. In Deutschland ist zur Behandlung der Depression bei Jugendlichen das SSRI Fluoxetin zugelassen, zur Behandlung der Zwangsstörung die SSRIs Fluvoxamin und Sertralin. Es existiert keine Zulassung zur medikamentösen Behandlung einer Angststörung, wenngleich die Studienlage jedoch einen deutlich positiven Effekt für SSRIs zeigt. Generell sollte bei der Anwendung von SSRIs eine mögliche antriebssteigernde Wirkung in den ersten Wochen der Einnahme beachtet und mit dem Patienten und dessen Sorgeberechtigten antizipiert werden. Diese Antriebssteigerung („behavioral toxicity") kann für einige Patienten subjektiv als sehr unangenehm im Sinne einer inneren Unruhe erlebt werden und mitunter auch zu einer Beendigung der Therapie führen. In diesem Zusammenhang sind mit den Patienten und deren Sorgeberechtigten das Auftreten und der Umgang mit suizidalen Gedanken und Verhaltensweisen vorab zu thematisieren. Alternativ können bei affektiver Labilität, aggressivem Verhalten und Impulskontrolldefiziten Phasenprophylaktika wie etwa Valproat zum Einsatz kommen, wobei eine solche Anwendung „off-label" geschieht. Für die Kontrolle eines aversiv erlebten „Ritzdrucks" im Sinne von sehr starken Anspannungszuständen, ist der kurzfristige Einsatz von konventionellen, niedrigpotenten Antipsychotika zur Spannungsreduktion („pro re nata") zu erwägen. Als Präparate können hier Substanzen wie Chlorprothixen oder Pipamperon (off-label) zur Anwendung kommen. Von einer Benzodiazepin-Gabe sollte abgesehen werden, einerseits aufgrund des potenziellen Abhängigkeitsrisikos bei längerfristiger Anwendung, andererseits aufgrund der Tatsache, dass sich kein positiver Effekt in Studien, die NSSV untersucht haben zeigen ließ, im Gegenteil sogar ein negativer Effekt für die Anwendung von Diazepam in einer aktuellen Studie beschrieben wurde (Plener, Libal, Fegert & Kölch, 2013).

Keine Benzodiazepin Verschreibung bei NSSV

2.2.7 Elternarbeit: Kommunikations- und Verhaltensregeln

Selbstverletzendes Verhalten im Jugendalter ist sehr häufig mit familiären Konflikten assoziiert (Brunner et al., 2007). Die Verhaltensweisen entwickeln sich oftmals im Kontext von massiven familiären Konflikten oder die familiären Konflikte entstehen spätestens mit Auftreten von NSSV und der meist vorhandenen Begleitsymptomatik. Folglich ist eine intensive Elternarbeit in der Behandlung solcher Jugendlicher unbedingt indiziert. Sowohl die Dialektisch-behaviorale Therapie für Adoleszente (DBT-A) als auch andere speziell für Jugendliche adaptierte Therapieformen, integrieren eine solche Familienarbeit in ihre Behandlungsmanuale (Böhme et al., 2002; Fleischhaker et al., 2010; Foelsch et al., 2008; Miller et al., 2008). Die Familienarbeit bezieht sich dabei schwerpunktmäßig auf die Bearbeitung der innerfamiliären Konflikte. Im Folgenden werden wesentliche Grundsätze für die Arbeit des Therapeuten mit den Eltern und einfache, praktische Hinweise zum Umgang der Eltern mit dem NSSV ihrer Kinder aufgezeigt (siehe Leitlinie 14).

Einbezug der Eltern zur Bearbeitung innerfamiliärer Konflikte

L14	Leitlinie 14: Elternarbeit: Kommunikations- und Verhaltensregeln

- Psychoedukation von Eltern und Angehörigen
- Klärung innerfamiliärer Konflikte
- Umgang mit Emotionen, die NSSV auslösen, besprechen
- Stärkung der Eltern, um sie als Ressource zu gewinnen

Ein wesentlicher Bestandteil der Elternarbeit ist zunächst die ausführliche Besprechung und Validierung der Gefühle, Sorgen und Unsicherheiten der Eltern hinsichtlich des selbstverletzenden Verhaltens ihrer Kinder. Stellen Eltern zum ersten Mal fest, dass ihre Tochter oder ihr Sohn sich selbst verletzt, werden sie nicht selten von intensiven und unangenehmen Gefühlen übermannt. Ganz zu Anfang steht daher bei den Eltern möglicherweise eine Phase des Schocks oder der Verleugnung. Teilweise kommt es in dieser Zeit auch zur Bagatellisierung der Symptomatik durch die Eltern. Es ist daher wichtig, den Eltern zu vermitteln, dass eine Verleugnung der Selbstverletzungen ihres Kindes dazu führen kann, dass sie auch die tatsächliche emotionale Belastung ihres Kindes nicht wahrneh-

Umgang mit elterlicher Verleugnung und Bagatellisierung von NSSV

men. Des Weiteren müssen Gefühle der Eltern wie zum Beispiel Wut und Frustration, aber auch Empathie und Traurigkeit sehr ernst genommen werden. Die Ursachen und Konsequenzen solcher Gefühle, auch für den Umgang mit den Jugendlichen mit NSSV, sollten in Elterngesprächen besprochen werden. Auch sind bei den Eltern häufig Schuldgefühle im Zusammenhang mit den Selbstverletzungen von Jugendlichen zu finden. Viele von ihnen fragen sich, was sie in der Erziehung oder Beziehung falsch gemacht haben und erwarten von therapeutischer Seite möglichst konkrete Antworten. Hier ist es jedoch wichtig zu bedenken, dass – auch wenn das elterliche Verhalten die Handlungen des Kindes beeinflussen kann – es dennoch nicht automatisch die Handlungen der Jugendlichen verursacht.

Psychoedukation

Stabilisierung der Eltern, um diese als Ressource nutzen zu können

Wesentlich in dieser frühen Phase ist auch eine umfangreiche Aufklärung der Eltern über das Phänomen, die Funktionen und häufige Kontexte, mit denen NSSV assoziiert ist. Hierdurch kann ein besseres Verständnis für das NSSV und eine rationalere Sicht auf die Problematik der Kinder erzielt werden. Sobald die Eltern weniger mit ihren eigenen Emotionen hinsichtlich der Selbstverletzungen ihrer Kinder beschäftigt sind, können sie deutlich besser als Ressource in der Behandlung der Jugendlichen zur Verfügung stehen. Daher ist es von Bedeutung, einige Zeit in die Stabilisierung der Eltern und Validierung ihrer emotionalen Betroffenheit zu investieren.

Selbst wenn die Eltern in den ersten Gesprächen bereits Informationen zum Thema NSSV erhalten sowie ein Grundverständnis für die Symptomatik und mögliche Hintergründe erlangen, ersetzt dies unter keinen Umständen die Kommunikation der Eltern mit den Jugendlichen selbst. Hier besteht jedoch von beiden Seiten meist eine extreme Verunsicherung. Eltern fragen sich, wie sie überhaupt mit ihren Kindern über NSSV sprechen sollen, und ob sie dabei nicht alles falsch machen werden (vgl. Kasten 3).

Umfeld als Ressource

Ein nächstes wesentliches Ziel der Elternarbeit, ist die Stärkung des familiären Umfelds als Ressource, welche die Jugendlichen bei der Bewältigung emotionaler Probleme unterstützt. Die meisten Jugendlichen setzen NSSV in irgendeiner Weise als Strategie zur Emotionsregulation ein. In der Elternarbeit sollte daher berücksichtigt werden, dass dieses Verhalten bisweilen auch das Resultat einer Lerngeschichte sein kann, in der Gefühle innerhalb der Familie unterdrückt oder ein falscher Umgang mit diesen gepflegt wurde.

Ebenfalls können tabuisierte Familiengeheimnisse, in welche die Jugendlichen involviert sind, ursächlich an der Entstehung von NSSV beteiligt

Kasten 3: Umgang von Eltern mit NSSV beim Kind

Kommunikationsregeln für den elterlichen Umgang mit Jugendlichen mit NSSV
– Das Thema Selbstverletzung sollte von Eltern offen und so früh wie möglich angesprochen werden. Eltern sollten nicht glauben, dass ihr Kind aus diesem Verhalten „herauswächst“ und dass es von selbst aufhören wird. – Eltern sollten versuchen, ihre Sorgen konstruktiv zu verwenden, indem sie ihrem Kind dabei helfen, den Einfluss ihrer/seiner selbstverletzenden Handlungen auf sich selbst und auf andere zu verstehen. – Es ist sehr wichtig, dass Eltern die Gefühle ihres Kindes ernst nehmen und wertschätzen. Dies ist etwas anderes als das selbstverletzende Verhalten wertzuschätzen. – Eltern sollten darauf achten, keinen Druck auf ihr Kind auszuüben, wenn es nicht mit ihnen sprechen will. Selbstverletzendes Verhalten ist ein sehr emotionales Thema und das Verhalten selbst ist häufig ein Hinweis darauf, dass ein Kind Schwierigkeiten dabei hat, Emotionen verbal auszudrücken. – Eltern sollten Rücksicht darauf nehmen, dass direkte Fragen zuerst meist als beängstigend und invasiv erlebt werden, vor allem, wenn sie von einer Bezugsperson gestellt werden, an der dem Jugendlichen etwas liegt. – Machtkämpfe sollten unbedingt vermieden werden. Eltern können das Verhalten ihres Kindes nicht kontrollieren und es ist meistens nicht zielführend von dem Kind zu verlangen, das selbstverletzende Verhalten zu beenden. – Eltern können aber ihrem Kind dabei helfen, das Problem und die Notwendigkeit sich helfen zu lassen zu erkennen. Sie sollten nicht versuchen, das Problem ohne professionelle Hilfe in den Griff zu bekommen.

sein. Durch die Tabuisierung ist es den Jugendlichen nicht möglich, die assoziierten Themen emotional und kommunikativ zu bearbeiten.

Verbesserung des Familienklimas als Therapiebeitrag bei NSSV

Alle Komponenten der Elternarbeit zielen auf die Stärkung der Eltern ab. Diese sind dadurch eher in der Lage, dem Jugendlichen als Ressource zur Verfügung zu stehen. Ebenso kann eine deutliche Verbesserung des Familienklimas einen entscheidenden Beitrag zur Therapie des Jugendlichen leisten. Aufgrund dieser Zusammenhänge ist eine engagierte Elternarbeit in hohem Maße mit dem Gelingen einer Behandlung bei Jugendlichen mit NSSV verknüpft.

2.2.8 Zusammenarbeit mit der Schule

Gatekeeper Funktion von Lehrpersonen

In verschiedenen Studien konnte gezeigt werden, dass obgleich viele Lehrer und Schulpsychologen vom Kontakt mit Jugendlichen mit NSSV berichten, sich nur wenige genügend informiert sehen, um den Problemlagen der Schüler adäquat begegnen zu können. Besonders wichtig erscheint hier vor allem das Verständnis für NSSV als Copingstrategie und die Abgrenzung zu suizidalen Verhaltensweisen und body modification (Walsh, 2006). Oft sind es Lehrer, die die ersten Anzeichen von NSSV wahrnehmen und durch ein Ansprechen die Tür für das Annehmen weiterer Hilfestellungen bei den Betroffenen öffnen können (vgl. Tabelle 9). Es besteht die Notwendigkeit, dass in den Schulen der Umgang mit NSSV dezidiert geregelt wird, am besten im Rahmen eines sogenannten Schulprotokolls (Plener, Kaess, Bonenberger, Blaumer & Spröber, 2012) (siehe Leitlinie 15).

L15 **Leitlinie 15: Zusammenarbeit mit der Schule**

- Ein Schulprotokoll regelt den Umgang mit Schülern mit NSSV (vgl. auch Tabelle 9)
- Betroffene Schüler auf „Ansteckungsgefahr“ hingewiesen, um die Ausbreitung von NSSV innerhalb einer Schule zu begrenzen (vgl. auch Kasten 4)

Tabelle 9: Empfehlungen zum Umgang mit Schülern mit NSSV (modifiziert nach Toste & Heath, 2010; Plener, Kaess, Bonenberger, Blaumer & Spröber, 2012)

DOs	DON'Ts
– Dem Schüler ruhig und mitfühlend begegnen – Dem Schüler vermitteln, dass er als Person akzeptiert wird, auch wenn sein Verhalten nicht akzeptiert wird – Dem Schüler mitteilen, dass es Menschen gibt, die sich Gedanken über ihn machen – Verstehen, dass NSSV ein Weg sein kann mit seelischem Schmerz umzugehen – Die Worte des Schülers für NSSV verwenden – Bereitschaft zum Zuhören vermitteln – Nicht urteilen	– In übertriebenen Aktionismus verfallen – Panik, Schock oder Ablehnung zeigen – Ein Ultimatum stellen oder Drohungen aussprechen – Exzessives Interesse zeigen (CAVE: evtl. Verstärkung) – Dem Schüler erlauben, sich detailliert mit anderen Schülern über NSSV auszutauschen – Über NSSV eines Schülers vor anderen oder in der Klasse sprechen – Dem Schüler versichern, dass man unter keinen Umständen mit anderen über sein Verhalten sprechen wird (CAVE: Problem der Güterabwägung und Bruch der „Schweigepflicht“ bei Suizidalität)

Schulprotokoll

In einem solchen Schulprotokoll muss beschrieben werden, wann und an wen (z.B. Vertrauenslehrer) NSSV gemeldet werden soll und wie die Einbeziehung der Eltern erfolgt (Walsh, 2006; Toste & Heath, 2010). Bei einer Meldung seitens eines Lehrerkollegen hat durch die zentrale Ansprechperson in der Schule (z.B. Vertrauenslehrer) auch ein Feedback zu erfolgen, sodass der „überweisende“ Lehrer weiß, dass ein Kontakt zum betroffenen Schüler aufgenommen wurde. Danach muss eine Risikoabschätzung durchgeführt werden, wobei von Toste und Heath (2010) empfohlen wird, dass bei lediglich oberflächlichem NSSV ohne Suizidalität oder begleitende psychische Erkrankung eine Beratung der betroffenen Schüler und wiederholte Gesprächskontakte stattfinden sollten. Bei einer unklaren Situation, stark repetitivem NSSV oder Suizidalität muss der Kontakt zu den Sorgeberechtigten aufgenommen werden und Vorschläge für weiterführende Hilfsangebote gemacht werden. Bei Verdacht auf Vorliegen von akuter Suizidalität sollte eine sofortige psychiatrische Vorstellung veranlasst werden (Toste & Heath, 2010).

Ansteckungsgefahr

Ein weiteres in der Schule (wie aber auch im kinder- und jugendpsychiatrischen stationären Rahmen, z. B. Taiminen et al., 1998) relevantes Thema stellt die „Ansteckungsgefahr" von NSSV dar. Dies mag dadurch begründet sein, dass offen dargebotenes NSSV einen starken Kommunikationsaspekt besitzt und im Sinne einer Provokation der Erwachsenengeneration einen additiven verstärkenden Effekt haben kann (Lieberman et al., 2009). Um die Ausbreitung von NSSV innerhalb einer Schule zu begrenzen, wurde empfohlen mit Betroffenen individuell zu arbeiten und keine Schulinterventionen für die ganze Schule (z. B. Info Veranstaltung) durchzuführen. Vielmehr sollten Betroffene auf die „Ansteckungsgefahr" hingewiesen und die Kommunikation über NSSV zwischen den Schülern eingeschränkt werden (vgl. Kasten 4).

Wegen Ansteckungsgefahr keine Schulinterventionen und eingeschränkte Kommunikation über NSSV zwischen Peers

Kasten 4: Umgang mit „Epidemien" von NSSV im Schulkontext (modifiziert nach Walsh, 2006; Lieberman et al., 2009; Plener, Kaess, Bonenberger, Blaumer & Spröber, 2012).

- Narben oder offene Wunden in der Schule nicht offen zeigen, auf entsprechende Kleidung achten.
- Schüler, die (auch nur oberflächlich) bluten, sollen den Unterricht verlassen.
- Bei Schülern mit NSSV, die den Unterricht besuchen, können „EXIT" -Karten vereinbart werden, die eine kurze Auszeit außerhalb des Klassenzimmers erlauben, sollte ein aversiver emotionaler Zustand nicht mehr erträglich sein (nur dann, wenn der Schüler die Fähigkeit besitzt, sich außerhalb des Klassenzimmers selbstständig zu regulieren und keine suizidale Gefährdung besteht).
- Die Kommunikation über NSSV innerhalb der Gleichaltrigen-Gruppe soll reduziert werden.
- Schüler mit NSSV sollen darauf angesprochen werden, dass manche Mitschüler durch Kommunikation über NSSV zu diesem Verhalten angestoßen werden können.

2.2.9 Zusammenarbeit mit Jugendhilfe und Sozialarbeit

Konflikte und Probleme in verschiedensten Lebensbereichen wie der Familie, der Schule oder der Peer-Gruppe sind oftmals kennzeichnend für den Alltag von Jugendlichen mit NSSV.

Die im vorherigen Abschnitt vorgestellten Maßnahmen zur Bearbeitung von innerfamiliären Problemen und dem Aufbau eines positiven Familienklimas setzen primär bei den Eltern an. Folglich hängt ihr Gelingen davon ab, ob die Eltern und der Jugendliche einverstanden sind, die Anweisungen und Hinweise umzusetzen. Um entsprechende positive Veränderungen zu implementieren, müssen auch die jeweiligen Ressourcen und Fähigkeiten bei Eltern und Jugendlichen in ausreichendem Maße vorhanden sein. Nicht selten muss daher aufgrund von mangelndem Commitment, geringen eigenen Ressourcen der Familiensysteme oder aber besonders ausgeprägten innerfamiliären Schwierigkeiten eine Beteiligung der Jugendhilfe am therapeutischen Gesamtprozess erwogen werden. Die Mitwirkung der Jugendhilfe umfasst ein breites Spektrum von ambulanten bis hin zu stationären Maßnahmen (siehe Leitlinie 16).

L16 **Leitlinie 16: Zusammenarbeit mit Jugendhilfe und Sozialarbeit**

Die Jugendhilfe unterstützt (nach Schmid, 2012):
- den Aufbau und die Förderung von Beziehungsfähigkeit,
- die Stärkung von Erziehungskompetenz der Bezugspersonen,
- die Bewältigung familiärer und persönlicher Krisen,
- die Gestaltung der familiären oder persönlichen Wohnsituation,
- die Planung und Realisierung schulischer und/oder beruflicher Integration,
- die Sicherstellung von finanziellen Hilfsmöglichkeiten,
- die aktive Freizeitgestaltung.

Die Jugendhilfe braucht Unterstützung durch (nach Schmid, 2012):
- ein etabliertes ambulantes Behandlungsnetzwerk mit gemeinsamer Falldefinition,
- Möglichkeiten der zeitnahen kinder- und jugendpsychiatrischen/-psychotherapeutischen Vorstellung und der Antizipation von Krisen,
- Transparenz und Standardisierung des einrichtungsinternen Krisenmanagements,
- einen individuellen Krisenplan,
- detaillierte Absprachen zum Vorgehen im Fall einer stationären Krisenintervention.

Ambulante Jugendhilfemaßnahmen

Erziehungsberatung → sozialpädagogische Familienhilfe → Einzelbetreuung

Im Rahmen von ambulanten Jugendhilfemaßnahmen wird der Jugendliche oder die Familie als Ganzes, innerhalb der Familie betreut und eine außerfamiliäre Unterbringung (wenn möglich) vermieden. Hierzu gehört die kostenlose Erziehungsberatung, bei der Psychologen und Sozialarbeiter sowohl Einzelne, als auch Paare oder ganze Familien je nach Bedarf kostenlos in der Beratungsstelle betreuen und begleiten. Eine intensivere ambulante Maßnahme ist die sozialpädagogische Familienhilfe oder intensive Außenbegleitung. Hier gehen zwei Erzieher in die Familie und arbeiten mit den Eltern und der Familie als Ganzes in diesem Setting. Die Intensität der Begleitung richtet sich nach dem Bedarf (mehrmals pro Woche, einmal pro Woche, alle zwei Wochen, etc.) und letztendlich auch nach dem im regionalen Bereich verfügbaren Ressourcen. Eine weitere Möglichkeit der ambulanten Jugendhilfe ist die Einzelbetreuung eines Jugendlichen durch einen sogenannten Erziehungsbeistand. Dieser eignet sich insbesondere bei Jugendlichen mit begleitenden Sozialverhaltensproblemen. Hier steht die pädagogische Arbeit mit dem Jugendlichen selbst, nicht mit den Eltern oder der gesamten Familie, im Vordergrund. Der Jugendliche wohnt in der Regel bei seiner Familie, in Einzelfällen bereits alleine.

Stationäre Jugendhilfemaßnahmen

Ist die ambulante oder teilstationäre Jugendhilfemaßnahme aufgrund der Schwere der Störung des Jugendlichen nicht ausreichend oder erscheint das Herausnehmen des Jugendlichen aus den ungünstigen Familienverhältnissen unerlässlich, muss eine außerfamiliäre, stationäre Jugendhilfemaßnahme eingeleitet werden (Schmid & Fegert, 2012). Die Jugendlichen werden in sogenannten stationären Jugendhilfeeinrichtungen, Heimen, Pflegefamilien oder, bei Jugendlichen mit höherer Eigenständigkeit, in betreuten (Außen-)Wohngruppen untergebracht. Dabei ist zu beachten, dass die Intensität der pädagogischen und therapeutischen Betreuung deutlich zwischen den stationären Jugendhilfeeinrichtungen variiert. Für betroffene Jugendliche mit NSSV muss folglich eine sorgfältige, an den individuellen Bedürfnissen ausgerichtete Auswahl der Jugendhilfeeinrichtung erfolgen. Die Sozialarbeiter der ortsansässigen Kliniken haben in der Regel Erfahrungen mit vielen Einrichtungen und deren Umgang mit den psychischen Erkrankungen der Bewohner und können einen wichtigen Beitrag zur Suche leisten. Für Jugendliche mit NSSV eignen sich insbesondere solche Einrichtungen, die neben einer intensiven sozialpädagogischen Betreuung auch therapeutische Hilfe anbieten. Inzwischen arbeiten sogar einige Einrichtungen mit Elementen des Fertigkeitentrainings nach der Dialektisch-behavioralen Therapie, was für Jugendliche mit NSSV zu empfehlen ist.

Häufige Probleme, die sich in der Arbeit mit Jugendlichen mit NSSV im Rahmen der stationären Jugendhilfe ergeben, sind der Umgang mit den Verletzungen selbst (Schmid, 2009), und die hohe Assoziation mit anderen expansiven und problematischen Verhaltensweisen. Auch hier ist wieder – vergleichbar mit den Ausführungen zu NSSV in der Schule – auf eine mögliche „Ansteckungsgefahr" von NSSV zu achten. Insbesondere die Patienten, deren NSSV in den Kontext der Entwicklung einer Borderline-Persönlichkeitsstörung einzuordnen ist, finden sich häufig in Jugendhilfeeinrichtungen. Die Ursache hierfür liegt in den Familienverhältnissen dieser Jugendlichen, welche überproportional häufig vernachlässigend, emotional missbrauchend oder chaotisch-instabil sind (Cierpka, 1998). Bei der Arbeit mit dieser Patientengruppe sieht sich das betreuende Personal nicht selten mit eigener Überforderung und Ratlosigkeit konfrontiert. Vielen Betreuern mangelt es an ausreichender Ausbildung im Umgang mit Jugendlichen mit psychischen Störungen, was erhebliche Spannungen zwischen den verschiedenen Helfersystemen (Jugendhilfe, Therapeuten, ortsnahe Kliniken) zur Folge haben kann (Holz, 2007; Köhler-Saretzki, 2008). Wie bei der Elternarbeit empfiehlt sich auch hier eine validierende Haltung gegenüber der Überforderung und Hilflosigkeit der zuständigen Betreuer sowie eine ausreichende Information und Aufklärung über die Symptomatik von NSSV. Eine wichtige Grundregel im Umgang mit Jugendlichen mit NSSV innerhalb der stationären Jugendhilfe ist das Verhindern von positiver Zuwendung nach selbstverletzendem Verhalten und

Betreuungspersonen sollten ausreichend zur Symptomatik und Funktionen von NSSV informiert werden

das Fördern alternativer Coping-Strategien durch positive Zuwendung des Betreuungspersonals (Schmid, 2012). Das interdisziplinäre Handeln kann darüber hinaus durch klare Absprachen für definierte Problemverhaltenswiesen, die sogenannten Krisenpläne, stabilisiert werden. Schmid (2012) definierte folgende Faktoren für eine gelingende Kooperation der Helfersysteme (Jugendhilfe, Therapeuten, Klinik) in Krisensituationen (siehe Leitlinie 16).

3 Verfahren zur Diagnostik und Therapie

Verfahren zur Diagnostik	
YSR	Youth Self Report
CASCAP-D	Psychopathologisches Befund-System für Kinder und Jugendliche
DSHI	Deliberate Self-Harm Inventory
SHI	Self-Harm Inventory
SHBQ	Self-Harm Behavior Questionnaire
FASM	Functional Assessment of Self-Mutilation
MOUSI	Modifiziertes Ottawa/Ulm Selbstverletzungs-Inventar
SITBI	Self-Injurious Thoughts and Behaviors Interview
Verfahren zur Therapie	
Dialektisch-behaviorale Therapie für Jugendliche (DBT-A)	
Cutting Down-Programm	
Therapeutic Assessment	

3.1 Verfahren zur Diagnostik

3.1.1 Störungsübergreifende Verfahren zur Diagnostik

Für die kategoriale Diagnostik der wichtigsten psychischen Störungen bei Kindern und Jugendlichen bis 18 Jahren liegt das evaluierte klinische diagnostische Interview Kinder-DIPS (Schneider, Unnewehr & Margraf, 2009; Neuschwander et al., 2013) vor. Dieses dient in diesem Kontext nicht zur dezidierten Erfassung von NSSV, sondern kann zur Bestimmung komorbider psychischer Störungsbilder herangezogen werden.

Youth Self Report (YSR)

Die psychische Befindlichkeit kann mit dem Youth Self Report (YSR, Arbeitsgruppe Deutsche Child Behavior Checklist, 1998) erhoben werden. Da der YSR in vielen Einrichtungen routinemäßig eingesetzt wird und Items zu selbstverletzendem Verhalten und Suizidalität beinhaltet, wird dieser hier aufgeführt. Der YSR erfasst das psychische Befinden bei Jugendlichen im Alter von 11 bis 18 Jahren. Die folgenden Subskalen werden anhand von 81 Items erhoben: Rückzugsverhalten, körperliche Symptome, Ängstlichkeit/Depressivität, soziale Probleme, Aufmerksamkeitsprobleme, delinquentes und aggressives Verhalten. Auf Sekundärskalenniveau werden internalisierende und externalisierende Problembereiche unterschieden. Internalisierende Probleme beinhalten die Skalen Rückzug, Ängstlichkeit/Depressivität und körperliche Symptome. Externalisierende Probleme beinhalten die Skalen delinquentes und aggressives Verhalten.

Beispielitems für den Bereich Selbstverletzung und Suizidalität sind:
- Item 18: „Ich verletze mich absichtlich oder versuche Selbstmord"
- Item 91: „Ich denke darüber nach, mich umzubringen"

Psychopathologisches Befund-System für Kinder und Jugendliche (CASCAP-D)

Das Psychopathologische Befund-System für Kinder und Jugendliche (CASCAP-D, Döpfner et al., 1999) dient der klinischen Beurteilung einzelner psychopathologischer Merkmale (Symptome) aufgrund eines halbstrukturierten Interviews mit dem Patienten und der Bezugsperson und der Beobachtung während der Untersuchung. Zu erfassende Merkmalsbereiche umfassen beispielsweise Interaktion, Aktivität, Angst, Stimmung, Denken und Wahrnehmung. Es ist jedoch nicht möglich eine kategoriale Diagnostik vorzunehmen. Aufgrund des häufigen Einsatzes in der Praxis und Items zur Erfassung von selbstverletzendem Verhalten und Suizidgedanken wird das Verfahren hier aufgeführt. Im Folgenden sind die Items zu selbstverletzendem Verhalten und Suizidgedanken aufgelistet:
- Item 13.3: Selbstverletzendes Verhalten
- J: „Hast du dich schon einmal selbst verletzt oder dir Schmerzen zugefügt?"
- Item 13.4: Suizidgedanken
- J: „Kommt dir manchmal der Gedanke, dass du nicht mehr leben möchtest?"
- Item 13.5 Suizidale Handlungen
- J: „Hast du versucht, dich umzubringen oder Vorbereitungen zu einer Selbsttötung getroffen?"

Wie man den Items aus CASCAP-D bzw. auch YSR entnehmen kann, ist die Differenzierung zwischen NSSV und Suizidabsichten nicht eindeutig. Es sollten daher zusätzliche spezifische Verfahren eingesetzt werden.

3.1.2 Störungsspezifische Verfahren

Für die dimensionale Diagnostik liegen mehrere störungsspezifische Verfahren für verschiedene Verwendungszwecke vor. Es sind vorwiegend Selbstberichtsverfahren. Eine Fremdanamnese ist meist nicht notwendig, weil Eltern selten über das selbstverletzende Verhalten Bescheid wissen. In Tabelle 10 werden deutschsprachige, evaluierte Verfahren für den Selbstbericht vorgestellt bzw. deren Einsatzbereiche aufgeführt (vgl. auch Nitkowski & Petermann, 2009; Groschwitz et al., 2014). Für englischsprachige Verfahren liegen Übersichtsarbeiten von Cloutier und Humphreys (2009) sowie Heath und Nixon (2009) vor.

Tabelle 10: Selbstbeobachtungsverfahren NSSV und deren Einsatzweise

Einsatzart	DSHI	FASM	SHBQ	SHI	MOUSI
Screening	x				
Beschreibung		x	x	x	x
Verhaltensanalyse		x			x
Verlauf		x			

Deliberate Self-Harm Inventory (DSHI)

Mit dem Deliberate Self-Harm Inventory (DSHI; Gratz, 2001; dt. Fliege et al., 2006) können die Methoden des selbstverletzenden Verhaltens erfasst werden. In der Instruktion wird explizit festgehalten, dass selbstverletzendes Verhalten ohne Suizidversuche und versehentliche Selbstverletzungen erfragt werden. Das Inventar umfasst 17 Items, wobei das letzte Item eine offene Antwortstruktur aufweist. Aufgrund der geringen Anzahl an Items ist das Verfahren auch als Screening-Instrument geeignet. Erfasst werden mit dem DSHI direkte Verletzungsmethoden, der Beginn, die Auftretenshäufigkeit sowie die Zeitdauer und Notwendigkeit medizinischer Versorgung. Alle Items beginnen mit „Haben Sie sich jemals absichtlich ..." gefolgt von einem spezifischen Verhalten (z. B. an Handgelenk, Armen oder anderen Körperteilen geschnitten ohne Absicht sich das Leben zu nehmen?"). Aus dem DSHI können zwei Werte abgeleitet werden. Ein erster dichotomer Wert zeigt an, ob sich ein Proband jemals selbst verletzt hat und ein zweiter Summenwert gibt die Anzahl genutzter Methoden wieder.

Die Gütekriterien der englischen Originalversion des DSHI wurde an 150 Studierenden überprüft (Gratz, 2001). Es zeigte sich eine gute interne Konsistenz (Cronbachs alpha = 0.82), eine zufriedenstellende Test-Retest-Reliabilität (r = 0.68) sowie eine adäquate Konstruktvalidität und diskriminante Validität.

Die deutsche Version wurde für Erwachsene formuliert und an 361 stationären Patienten validiert. Die interne Konsistenz ist gut (Cronbachs alpha = 0.81), die Test-Retest-Reliabilität war hoch (r = 0.91). Die Anwendbarkeit kann mit einer durchschnittlichen Bearbeitungsdauer von ca. 4 Minuten als gut eingeschätzt werden (Fliege et al., 2006).

Self-Harm Inventory (SHI)

Das Self-Harm Inventory (SHI; Sansone, Wiederman & Sansone, 1998; dt. Fegert, Libal & Plener, 2005) ist ein Selbstberichtsfragebogen mit 22 Items. Das Inventar beinhaltet direkte (z. B. Verhinderung der Wundheilung) und indirekte (z. B. rücksichtsloses Autofahren, Eingehen einer Beziehung, um zurückgewiesen zu werden) Selbstschädigungsmethoden über die Lebenszeit. Suizidabsichten werden nicht explizit ausgeschlossen, sodass die Abgrenzung zum Suizidversuch nicht möglich ist. Der

SHI-Wert gibt daher nur Auskunft über NSSV, wenn Item 18 (die Frage nach einem Suizidversuch) verneint wurde. Die Fragen sind mit „Ja" oder „Nein" zu beantworten. Aus den Ja-Antworten wird ein Gesamtsummenwert berechnet. Je höher der Gesamtscore ausfällt, desto stärker ist die Ausprägung des selbstverletzenden Verhaltens. Zudem werden die Merkmale Methode und Häufigkeit erhoben. Die Gütekriterien wurden bislang nur mit der englischsprachigen Version an Erwachsenen erhoben. Dabei zeigte sich eine gute Identifizierung von Patienten mit und ohne Borderline-Persönlichkeitsstörung. In mehreren Studien ergab sich bei einem Punktwert von 5 im SHI eine gute Identifizierung mit resp. ohne Borderline-Persönlichkeitsstörung (84 % der erwachsenen Teilnehmer wurden korrekt als Patienten mit BPS identifiziert). Die Validität zeigte sich durch Zusammenhänge mit Fragebögen und Interviews zur BPS (Sansone et al., 1998). Insgesamt kann die Güte als befriedigend eingeschätzt werden.

Self-Harm Behavior Questionnaire (SHBQ)

Der Self-Harm Behavior Questionnaire (SHBQ; Gutierrez et al., 2001; dt. Fliege et al., 2006) besteht aus 32 Items, welche in vier Sektionen eingeteilt sind und vier unterschiedliche Verhaltensweisen erfassen. Diese sind NSSV, Suizidversuche, Suiziddrohungen und Suizidgedanken. Jede Sektion beginnt mit einer Eingangsfrage, ob das Verhalten jemals vorhanden war. Bei Verneinung der Eingangsfrage kann zur nächsten Sektion gesprungen werden. Wird die Eingangsfrage bejaht, werden weitere Bereiche zu Frequenz, Beginn, Kommunikation, Inanspruchnahme medizinischer Leistungen usw. exploriert. Während die erste Sektion sich exakt am englischen Original orientiert, finden sich in der deutschen Übersetzung in den drei Sektionen zu Suizidversuchen, Suiziddrohungen und Suizidgedanken, statt einer offenen Fragestellung, Antwortkategorien für Häufigkeiten, Dauer etc. (Fliege et al., 2006). In der Originalversion mussten die offenen Antworten entsprechend eines Kodierungssystems quantifiziert werden.

Die Originalvalidierung wurde an einer Stichprobe von 342 Studenten durchgeführt. Es zeigten sich hohe interne Konsistenzen der vier Faktoren (Cronbachs $\alpha = 0.89$ bis 0.96). Mittels anderer Instrumente wurde die Stichprobe in eine suizidale und nichtsuizidale Gruppe unterteilt, welche sich in ihren SHBQ-Werten signifikant voneinander unterschieden.

Anhand einer deutschen Stichprobe mit stationären Patienten ($n = 361$) beschrieben Fliege et al. (2006) eine hohe interne Konsistenz und hohe Split-Half-Korrelationen für die vier Faktoren (NSSV: Cronbachs $\alpha = 0.96$, $r = 0.98$; Suizidversuche: Cronbachs $\alpha = 0.96$, $r = 0.96$; Suiziddrohung: Cronbachs $\alpha = 0.90$, $r = 0.93$; Suizidgedanken: Cronbachs $\alpha = 0.87$, $r = 0.93$). Die Test-Retest-Reliabilität lag zwischen $r = 0.65$ (Suizidgedanken) und $r = 0.99$ (Suizidversuche). Die Anwendbarkeit kann mit einer durchschnittlichen Ausfülldauer von ca. 6 Minuten als gut eingeschätzt werden (Fliege et al., 2006).

Im Jugendlichenbereich wird der SHBQ aufgrund seiner soliden Validierungsdaten als Screening-Instrument empfohlen (Cloutier & Humphreys 2009), so wurde er auch in verschiedenen ethnischen Gruppen validiert und in Ländervergleichen eingesetzt (Plener et al., 2009).

Functional Assessment of Self-Mutilation (FASM)

Der Functional Assessment of Self-Mutilation (FASM; Lloyd, Kelley & Hope, 1997; dt. Version Paul Plener, 2010, vgl. M04 in Kapitel 4) wird in der Forschung sehr häufig verwendet. Der Fragebogen hat zwei Bereiche: Methoden und Funktionen. Im FASM wird von direktem selbstverletzendem Verhalten ohne Suizidabsichten ausgegangen. Er besteht aus 42 Items und bezieht sich auf das vergangene Jahr. Im ersten Bereich findet sich eine Liste mit elf direkten Verletzungsmethoden (plus eine offene Antwortmöglichkeit). Erfragt werden für jede Methode die Anwendung (ja, nein), die Häufigkeit und die Notwendigkeit einer medizinischen Behandlung. Weitere Fragen spezifizieren das selbstverletzende Verhalten, z. B. Vorliegen eines Suizidwunsches, Schmerzstärke, Alter bei Beginn, Zeitspanne zwischen Gedanken und Ausführung. Im zweiten Bereich sind 22 Funktionen (plus eine offene Antwortmöglichkeit) zur Erfassung möglicher Gründe für das selbstverletzende Verhalten aufgeführt. Die 22 Funktionen liegen den vier Skalen nach Nock und Prinstein (2004) zugrunde, welche anhand des Lokus (automatisch und sozial) und der Qualität der Verstärkung (negativ und positiv) unterschieden werden. Die Subskalen hatten zufriedenstellende interne Konsistenzen (Cronbachs alpha 0.62 und 0.85). Korrelationen der Funktionsskalen zeigten sich mit Suizidversuchen, Hoffnungslosigkeit, rezidivierende Major Depression und Posttraumatischer Belastungsstörung (Nock & Prinstein, 2005). In einer deutschsprachigen Stichprobe mit NSSV zeigten sich zufriedenstellende interne Konsistenzen für die Gesamtskala (Cronbachs alpha 0.78), für die schwere (Cronbachs alpha 0.68) und für die milden Methoden (Cronbachs alpha 0.60) (Kaess et al., 2013). Da keine formalisierte Auswertung des FASM möglich ist, erfolgt die Auswertung deskriptiv. Auf Seite 79 im Kapitel 4 befindet sich die Zuordnung der FASM-Items zu den vier Faktoren nach Nock und Prinstein (2004) bzw. den drei Faktoren nach Kaess et al. (2013).

Modifiziertes Ottawa/Ulm Selbstverletzungs-Inventar (MOUSI)

Das Modifizierte Ottawa/Ulm Selbstverletzungs-Inventar (MOUSI, Version III; Cloutier & Nixon, dt. Übersetzung Paul Plener, frei verfügbar unter: http://www.insyncgroup.ca/publications/OSI_Ger.pdf) ist ein Selbstberichtsverfahren und richtet sich an Jugendliche zwischen 12 und 18 Jahren. Der MOUSI ist eine Modifikation des Ottawa Self-Injury Inventory (Cloutier & Nixon, 2003). Im MOUSI wird NSSV als absichtliche selbstzugefügte Verletzungen ohne Suizidabsichten definiert, wobei Suizidabsichten abgeklärt werden. Es umfasst 36 Items und dient der deskriptiven Beschreibung des NSSV, indem folgende Bereiche erfragt werden: Dauer, Häufigkeiten, Suizidabsichten, Körperstellen, Methoden, Wirksamkeit des NSSV, Rolle von Blut und Schmerz, dissoziative Symptome, mögliche Alternativen und die Notwendigkeit medizinischer Behandlungen. Des Weiteren thematisiert der Fragebogen, ob eine Abhängigkeit von NSSV vorliegt. Hierzu gibt es Fragen zum Verlust der Kontrolle über das Verhalten, zur Entwicklung von Gewöhnung und Toleranz gegenüber dem Verhalten sowie zum Auftreten von Entzugserscheinungen. Detailliert erfasst werden auch mögliche Gründe für das Verhalten, wobei unterschieden wird zwischen auslösenden Anlässen, Gründen, warum mit dem Verhalten begonnen wurde, und Gründen, warum das Verhalten fortgesetzt wird. Erfasst werden zusätzlich zu den Motiven auch die Konsequenzen resp. die Wirksamkeit des Verhaltens.

Die Antwortstruktur variiert dabei von Frage zu Frage und enthält offene und geschlossene Antwortmöglichkeiten. Die Fragen beziehen sich teilweise auf den vergangenen Monat, ansonsten auf die letzten sechs Monate. Der MOUSI ist aufgrund seiner Komplexität und Informationsfülle vor allem für die individuelle Therapieplanung hilfreich (Heath & Nixon, 2009) und teilweise auch für die Therapiebegleitung und -evaluation. Publizierte Gütekriterien liegen derzeit noch nicht vor.

Self-Injurious Thoughts and Behaviors Interview (SITBI)

Das Selbstverletzungs-Gedanken und -Verhalten Interview (Self-Injurious Thoughts and Behaviors Interview; SITBI; Nock, Holmberg, Photos & Michel, 2007; dt. Übersetzung Fischer et al., 2014, vgl. Instruktionen sowie Auszug aus dem Interview in M05 in Kapitel 4) besteht in der dt. Version aus 72 Items. Das strukturierte Interview beinhaltet Fragen zum Vorliegen und zur Häufigkeit suizidaler Gedanken, zu Plänen und Handlungen sowie Fragen zu Methoden, Häufigkeit und Funktionen, zum Schweregrad, zur Impulsivität, zu sozialen Einflüssen, zur medizinischen Wundversorgung von NSSV und zum Konsum von Alkohol und Drogen. Die Daten zur Anwendung einer deutschen Version in einer klinischen kinder- und jugendpsychiatrischen Stichprobe der Arbeitsgruppen aus Heidelberg und Ulm zeigen eine dem amerikanischen Original vergleichbare Validität und Reliabilität. Die vollständige deutsche Version kann wie die Originalversion auf der Homepage der Harvard Arbeitsgruppe kostenfrei heruntergeladen werden (http://www.wjh.harvard.edu/~nock/nocklab/SITBI_German.pdf). Eine standardisierte Auswertung zum SITBI liegt nicht vor.

3.2 Verfahren zur Therapie

3.2.1 Dialektisch-behaviorale Therapie für Jugendliche (DBT-A)

Rathus und Miller (2002) erstellten Mitte der 1990er Jahre eine für die Adoleszenz adaptierte Version der Dialektisch-behavioralen Therapie. Sie begegneten damit dem bis dato herrschenden Mangel an spezifischen, evaluierten Behandlungsverfahren für suizidales und selbstverletzendes Verhalten im Jugendalter.

Die von Marsha Linehan entwickelte „Dialektisch-behaviorale Therapie“ (DBT) (Linehan, 1989, 1993) gründet auf der biopsychosozialen Theorie und stellt das derzeit meist genutzte Therapieverfahren für erwachsene Patienten mit selbstverletzendem Verhalten und chronischer Suizidalität bei Borderline-Persönlichkeitsstörungen dar. Das Verfahren verfügt über eine solide empirische Fundierung. Seine Wirksamkeit wurde in randomisiert-kontrollierten Therapiestudien nachgewiesen und die Befunde konnten mehrfach repliziert werden (z. B. Bohus & Schmahl, 2006). Im Rahmen von Follow-up-Studien haben Linehan und Kollegen (2006) inzwischen Belege für einen längerfristigen Therapieeffekt vorgelegt. Eingang in diese manualisierte Therapie fanden Elemente der Verhaltenstherapie, der Kognitiven Therapie, der Gestalttherapie, der Hypnotherapie und des Zen-Buddhismus. Die DBT stellte zunächst eine Therapieform für den ambulanten Kontext dar, inzwischen liegen auch evaluierte Behandlungskonzepte für teilstationäre und vollstationäre Settings vor (Bohus et al., 2004).

Die modifizierte Form der DBT für die Behandlung von Adoleszenten (DBT-A) mit Borderline-Persönlichkeitsstörung (Rathus & Miller, 2002; Miller et al., 2008) wurde als Manual von den Arbeitsgruppen um Böhme et al. (2002) und um Fleischhaker et al. (2006, 2010, 2011) publiziert. Erste Belege für die Wirksamkeit der Dialektisch-behavioralen Therapie für Jugendliche liegen vor (Fleischhaker et al., 2006, 2011).

Wie bei den meisten vorliegenden Verfahren für die Behandlung von NSSV, stellen Jugendliche mit einer Borderline-Persönlichkeitsstörung die ursprüngliche Zielgruppe der DBT-A dar (Fleischhaker et al., 2006). Sie findet jedoch zunehmend breitere Anwendung in der Behandlung von NSSV und Suizidalität, weiteren Störungen der Impulskontrolle und impulsiv-selbstschädigenden Verhaltensweisen, Störungen des Sozialverhaltens, Essstörungen sowie Adoleszentenkrisen, welche mit ähnlichen Symptomen einhergehen können. Die Behandlung von Patienten mit der DBT-A setzt folglich nicht die Diagnose einer Borderline-Persönlichkeitsstörung voraus.

Bestandteile der DBT-A

Die Komponenten der DBT-A bestehen, ähnlich der DBT, in einer Einzeltherapie, dem Fertigkeitentraining in der Gruppe, einer Telefonberatung durch den Therapeuten im Krisenfall und einer Supervisionsgruppe für die Therapeuten (Einzel und Gruppe). Regelmäßige Familiengespräche und die Teilnahme von nahen Angehörigen an einigen Komponenten des Fertigkeitentrainings bilden einen zusätzlichen Schwerpunkt der DBT-A. Das Umfeld der Patienten wird folglich verstärkt in die Einzel- und Gruppentherapie integriert, und der spezifischen Situation von jungen Patienten auf diese Weise Rechnung getragen. Vertreter jüngerer Formen der DBT-A schlagen vor, die Eltern noch gezielter in die Behandlung einzubeziehen (Fruzzetti et al., 2005). Im Gegensatz zur DBT besteht die DBT-A aus nur 16 wöchentlichen Einzel- und Gruppensitzungen. Der primäre Behandlungsfokus liegt auf der Reduktion von selbstschädigenden und suizidalen Verhaltensweisen. Nach Abschluss der 16-wöchigen Behandlung erhalten Patienten und Eltern ein Diplom für ihre erfolgreiche Teilnahme am Therapieprogramm. Häufig besteht nach diesen 16 Wochen weiterführender Therapiebedarf. Möglich sind eine Fortführung der DBT-A-Einzeltherapie oder die anschließende Aufnahme einer klassischen Verhaltenstherapie. Dies gilt sowohl für ambulante als auch stationäre DBT-A-Behandlungen (Katz et al., 2005), da beide Therapiekonzepte, zeitlich begrenzt, an einem klaren Fokus arbeiten.

Die Einzeltherapie in der DBT-A

Zu Beginn einer Einzeltherapie werden der therapeutische Rahmen geklärt und die Zielsetzung mit Hilfe von Therapieverträgen und Krisenplänen definiert. Anschließend können Therapeut und Patient in die systematische Bearbeitung der Behandlungsschwerpunkte einsteigen. Diese sollte einer dynamisch organisierten Hierarchie folgen. Während viele mit dem Begriff DBT in erster Linie das sogenannte Skills-Training assoziieren, ist die DBT weit mehr als die Vermittlung von Fertigkeiten zur Symptomreduktion und Verbesserung diverser Problembereiche. Ein zentraler Bestandteil der Dialektisch-behavioralen Therapie ist die „dialektische“ Grundhaltung, welche die Therapeuten selbst einnehmen und zugleich den Patienten und deren wichtigen Bezugspersonen vermitteln sollen. Eine „dialektische“ Grundhaltung einzunehmen bedeutet, dass Therapeuten und Bezugspersonen dem Jugendlichen mit einem hohen Maß an Akzeptanz für seine Situation und seine Symptomatik gegenübertreten, sie aber zugleich versuchen, mit dem Jugendlichen Veränderungen zu erarbeiten und diese einzufordern. Die Therapeuten wechseln hierbei beständig zwischen den Polen Veränderung und Akzeptanz („Dialektik“). Die Grundsätze der „dialektischen“ Grundhaltung in der DBT-A sind (vgl. Böhme et al., 2002; Fleischhaker et al., 2010):

- Alle Beteiligten tun ihr Bestes.
- Alle Beteiligten wollen sich positiv verändern.
- Alle Beteiligten müssen sich mehr anstrengen, härter arbeiten und stärker motiviert sein, um sich zu verändern.
- Die Beteiligten haben ihre Probleme nicht unbedingt alle selbst verursacht, müssen sie aber selbst lösen.
- Das Leben aller Beteiligten ist so, wie es zurzeit gelebt wird, schmerzhaft.
- Alle Beteiligten müssen neue Verhaltensweisen in allen wichtigen Situationen ihres Lebens erlernen.
- Es gibt keine absolute Wahrheit.
- Es ist wirkungsvoller, Dinge als gut-gemeint zu verstehen als vom Schlimmsten auszugehen.
- Sowohl die Patienten als auch ihre Familien können in der DBT nicht versagen.

Im Spannungsfeld zwischen Akzeptanz und Veränderung gibt es in der DBT-A grundlegende Strategien, welche zur Verstärkung der jeweiligen Pole eingesetzt werden können:

- *Validierung*. Eine besonders grundlegende und wichtige Strategie zum Vermitteln von Akzeptanz ist die Validierung. In einer Reaktion validiert zu werden heißt, die Erfahrung zu machen, dass eigene Gefühle, Gedanken und Handlungen Sinn machen und in Bezug auf den Kontext nachvollziehbar sind. Die Jugendlichen sollen im Rahmen der Psychotherapie einerseits Validierung durch die Therapeuten erfahren, zum anderen sollen sie selbst und auch ihr Umfeld lernen, eine validierende Haltung einzunehmen, d. h. Verständnis und Akzeptanz für die eigenen Gefühle, Gedanken und Handlungen sowie die der anderen zu entwickeln. Validieren muss abgegrenzt werden von Gutheißen, um Veränderungen gleichzeitig zu ermöglichen („dialektisches“ Vorgehen). Die verschiedenen Validierungsstrategien, welche sowohl den Therapeuten, als auch den Patienten und deren Umfeld zur Verfügung stehen, sind (vgl. Böhme et al., 2002; Fleischhaker et al., 2010):

- aufmerksam zuhören,
- verbales Spiegeln, Nachfragen, Präzisieren,
- Artikulieren von Nichtverbalisiertem
- Verknüpfung mit Lerngeschichte herstellen,
- Verknüpfung mit Ist-Zustand herstellen (wenn – dann),
- Verknüpfung mit eigenem Erleben herstellen.

– *Familiäre Konflikte klären.* Die Klärung familiärer Konflikte ist eine zweite Strategie, die primär der Akzeptanz zuzuordnen und von zentraler Bedeutung für die Behandlung von Jugendlichen ist. Da familiäre Konflikte in der Entstehung von NSSV häufig eine wichtige Rolle spielen und nicht selten einer selbstschädigenden Handlung direkt vorausgehen, kann ihre Klärung sowohl direkt als auch indirekt eine deutliche Symptomreduktion herbeiführen. In regelmäßigen Abständen werden Familienmitglieder flexibel in die Einzeltherapie einbezogen, mit dem Ziel, jugendtypische Dilemmata (z. B. Autonomie vs. Abhängigkeit) und resultierende familiäre Konflikte und dysfunktionale Familieninteraktionen zu identifizieren und zu bearbeiten (Böhme et al., 2002; Fleischhaker et al., 2010). Die Vermittlung von Dialektik und Validierung kann hierbei sehr hilfreich sein. Häufig bilden diese Aspekte die Grundlage für eine ausreichende Kommunikation, welche Kompromisse ermöglicht und längerfristig Konflikten vorbeugt.

– *Commitment-Strategien.* Die sogenannten Commitment-Strategien dienen der Vorbereitung von Veränderungen. Unter Commitment ist die Entscheidung des Jugendlichen zu verstehen, mit dem Therapeuten zusammen eine Veränderung anzustreben. Sie stellt den wichtigsten Schritt auf dem Weg zur Veränderung dar. Bedeutende Strategien der DBT-A zum Aufbau von Commitment sind (vgl. Böhme et al., 2002; Fleischhaker et al., 2010):

- Pro und Contra (sorgfältiges Abwägen der kurzfristigen sowie langfristigen positiven und negativen Konsequenzen des NSSV),
- Advocatus Diaboli (Einnahme einer das NSSV befürwortenden Position),
- Erinnern an frühere Zustimmungen,
- Betonen der freien Wahlmöglichkeit,
- Cheerleading (Mut zusprechen sowie Lob und Anerkennung für kleine Teilerfolge geben).

– *Verhaltensanalysen.* Verhaltensanalysen bilden eine weitere Strategie der DBT-A, die Veränderungen einleiten können. Sie dienen dem selbstreflektierten Erarbeiten von Problemlösungen mit Hilfe eines zweistufigen Prozesses. Auf der ersten Stufe sollen die Probleme beziehungsweise das Problemverhalten (z. B. NSSV) verstanden werden, in der zweiten Stufe werden alternative Lösungen und Verhaltensweisen entwickelt. Die Verhaltensanalyse sollte in der Regel nach jeder Selbstverletzung von den Patienten eigenständig und schriftlich (mit Hilfe vorgegebener Protokolle) durchgeführt und in der nächsten Therapiesitzung gemeinsam besprochen werden. Selbstverständlich können Verhaltensanalysen auch zur Veränderung anderer selbstschädigender oder problematischer Verhaltensweisen eingesetzt werden. Die Jugendlichen sollen bei der Verhaltensanalyse zu folgenden Punkten Stellung nehmen (vgl. Böhme et al., 2002; Fleischhaker et al., 2010):

- Beschreibung des Problemverhaltens,
- Vorausgehende Bedingungen,
- Anfälligkeitsfaktoren für das Problemverhalten,
- Konsequenzen des Problemverhaltens,
- Lösungsanalyse,
- Präventionsstrategien, die eingesetzt wurden und die eingesetzt werden könnten,
- Wiedergutmachung.

Weitere Strategien im Bereich der Veränderung sind ein Kontingenzmanagement, das der Verminderung von Reaktionen bei heftigen Gefühlen dient und kognitive Veränderungen von dysfunktionalen Gedanken und Kommunikationsstrategien anstoßen soll.

Wochenprotokolle

Das Ausfüllen eines Wochenprotokolls hilft einerseits den Patienten dabei, ihre Fähigkeit zur Selbstbeobachtung auszubauen, andererseits ermöglicht es dem Therapeuten, sich einen Überblick über die Problemverhaltensweisen des Jugendlichen zu verschaffen. Der Jugendliche protokolliert täglich den Ausprägungsgrad seiner Suizidgedanken und seines Selbstverletzungsdrangs, die stattgefundenen Selbstverletzungen sowie weitere Problemverhaltensweisen und seine Emotionen. Jede Einzeltherapiestunde beginnt normalerweise mit dem Besprechen des Wochenprotokolls, das die Grundlage für die Agenda der jeweiligen Therapiestunde bildet. Gemeinsam mit den Patienten wird das aktuell hochrangigste Problemverhalten, z. B. eine Zunahme der selbstverletzenden Verhaltensweisen in der letzten Woche, identifiziert und in der Therapiestunde mit Hilfe der oben beschriebenen Strategien, im Spannungsfeld der Pole Akzeptanz und Veränderung behandelt.

Telefonkontakte

Eine weitere Aufgabe des Einzeltherapeuten im Rahmen der DBT-A ist die telefonische Kurzberatung der Patienten im Krisenfall. Patienten erhalten hierbei kurze (maximal 10 Minuten), fertigkeitenorientierte Unterstützung, die beim Lösen oder Aushalten der aktuellen krisenhaften Situation helfen soll. Die Telefonkontakte beinhalten keine sonstigen therapeutischen Inhalte.

Die Fertigkeitengruppe in der DBT-A

Das Fertigkeitentraining in der Gruppe bildet neben der Einzeltherapie einen zweiten wichtigen Baustein der DBT-A. Sowohl Patienten als auch jeweils ein Elternteil erlernen gemeinsam sogenannte Skills (Fertigkeiten) für den Umgang mit den verschiedenen Problemfeldern und Symptomen. Das Manual für die Gruppe ist in fünf Module gegliedert und hat einen psychoedukativen Charakter. Im Rahmen der Einzeltherapie findet eine individuelle Anpassung und Abstimmung der Fertigkeiten auf die Problembereiche des Jugendlichen statt. Jedes Modul vermittelt Fertigkeiten

Tabelle 11: Die verschiedenen Module des Fertigkeitentrainings in der Dialektisch-behavioralen Therapie für Jugendliche (vgl. Böhme et al., 2002; Fleischhaker et al., 2010)

Modul	Zielproblematik
Achtsamkeit	Identitätsstörung
Stresstoleranz	Impulsivität
Umgang mit Gefühlen	Emotionale Instabilität
Zwischenmenschliche Fertigkeiten	Zwischenmenschliche Probleme
„Walking the Middle Path“	Jugendlichen- und Familiendilemmata

zur Verbesserung eines bestimmten Problembereiches: So wird im Modul „Achtsamkeit“ der Fokus auf die Identitätsproblematik gelegt, das Modul „Stresstoleranz“ dient der Reduktion von Impulsivität, das Modul „Emotionsregulation“ widmet sich der emotionalen Instabilität und das Modul „Zwischenmenschliche Fertigkeiten“ soll Hilfe bei interpersonellen Problemen vermitteln. Eine Besonderheit der DBT-A ist das eigens für Jugendliche entwickelte Modul „Walking the Middle Path“ (Miller et al., 2008). Dieses thematisiert typische Dilemmata des Jugendalters und Familienlebens und unterstützt den Jugendlichen darin, Lösungs- und Bewältigungsstrategien für intrafamiliäre Konflikte zu erarbeiten. Auch das Thema der Validierung und pädagogische Elemente (z. B. Verstärker, Sanktionen) bilden einen substanziellen Bestandteil des Moduls. Eine Übersicht der verschiedenen Module und dazugehörigen Problembereiche findet sich in Tabelle 11.

Module der Fertigkeitengruppe. Im Folgenden werden die 5 Module der Fertigkeitengruppe der DBT-A beschrieben:

- *Achtsamkeit:* Das Modul „Achtsamkeit“ vermittelt Techniken des sich selbst besser Spürens und Wahrnehmens und des Vertrauens in die eigene Wahrnehmung. Patienten erlernen, sich in einer Situation sicher zu fühlen, ohne diese bewerten oder entwerten zu müssen. Zugleich sollen die erlernten Fertigkeiten den Patienten helfen, an einer Situation teilzunehmen oder Distanz zu ihr zu bewahren. Das Modul beinhaltet Ansätze aus dem Zen Buddhismus. Ziele sind, die Bewusstheit im Alltag zu steigern, mehr Steuerungsmöglichkeiten über sich selbst zu erhalten, sowie Gefühle und Verstand in Einklang zu bringen (vgl. Böhme et al., 2002; Fleischhaker et al., 2010).
- *Stresstoleranz:* Das Akzeptieren von Stress und Herstellen eines Zusammenhangs zwischen Stress und bestimmten selbstschädigenden und problematischen Verhaltensweisen wie beispielsweise der Selbstverletzung bilden den ersten Schritt des Moduls „Stresstoleranz“. Die Patienten erlernen, eigene innere Anspannung zu erkennen, zu beobachten und zu beschreiben. Zudem erfahren sie, wie Fertigkeiten aus den folgenden Bereichen gezielt eingesetzt werden können, um Anspannung zu kontrollieren oder zu reduzieren (vgl. Böhme et al., 2002; Fleischhaker et al., 2010), etwa in dem man sich ablenkt, beruhigt, den Augenblick verbessert, Vor- und Nachteile abwägt oder lernt eine unabänderliche Realität „radikal“ zu akzeptieren. Besonders bekannt ist inzwischen der Einsatz starker sensorischer Reize (z. B.

Eiswürfel, Chillischoten, Ammoniak), mit deren Hilfe die Patienten sich ablenken und sogar teilweise ihre Anspannung reduzieren können. Sie simulieren in gewisser Hinsicht die Selbstverletzung (ohne die negativen Folgen der Narbenbildung oder Infektionsgefahr) und die damit meist einhergehende Spannungsreduktion.

- *Emotionsregulation:* Im Modul „Emotionsregulation" lernen die Patienten, ihre Gefühle zu erkennen und zu differenzieren, sie zu benennen und ihre Bedeutung für das eigene Handeln zu begreifen. Folgende Fertigkeiten werden thematisiert und eingeübt (vgl. Böhme et al., 2002; Fleischhaker et al., 2010):
  - Beobachten, Beschreiben und Verstehen von Gefühlen,
  - Verringern der Anfälligkeit für heftige Gefühle (z. B. durch ausreichend Schlaf, richtige Ernährung, Aktivierung und Selbstdisziplin),
  - Einleiten von Schritten, die angenehme Gefühle begünstigen (z. B. durch Sammeln positiver Erfahrungen mit Hilfe der Liste angenehmer Aktivitäten)
  - Veränderung von Gefühlen durch entgegengesetztes Handeln (z. B. Aktivierung bei Traurigkeit, freundliches Verhalten trotz Ärger).
  - Ziel ist, die Bedeutungen und Auswirkungen von Gefühlen zu verstehen und zu akzeptieren, sowie das Vertrauen in die eigenen Gefühle zu stärken. Zudem sollen eigene Emotionen über die Anwendung der Fertigkeiten in zunehmendem Maße reguliert werden.
- *Zwischenmenschliche Fertigkeiten:* Das Modul „zwischenmenschliche Fertigkeiten" soll die Patienten befähigen, Beziehungen zu knüpfen und vor allem langfristig zu pflegen. Sie sollen in erster Linie lernen, in Begegnungen mit anderen abzuwägen, ob es ihnen im jeweiligen Kontext wichtiger ist, die Beziehung aufrechtzuerhalten, den eigenen Willen durchzusetzen oder die Selbstachtung zu bewahren. Im Rahmen dieses Moduls werden zudem Faktoren herausgearbeitet, die die soziale Kompetenz des betreffenden Teilnehmers beeinträchtigen, und solche, die seine Kompetenz fördern. Die erlernten Fertigkeiten sollen dem Jugendlichen helfen, auf eigenen Wünschen, Zielen und Meinungen bestehen zu können, ohne die Beziehung zu anderen zu gefährden, dabei von anderen Menschen respektiert zu werden und die eigene Selbstachtung aufrechtzuerhalten (vgl. Böhme et al., 2002; Fleischhaker et al., 2010).
- *Walking the Middle Path:* Im Modul „Walking the Middle Path" wird das dialektische Denken und Handeln thematisiert. Extreme Einstellungen und Gefühle sind im Alltag oftmals hinderlich, da sie häufig heftige Reaktionen auslösen. Oft empfiehlt es sich, sich um einen goldenen Mittelweg zu bemühen (so z. B. vom „Entweder-oder-Denken" zum „Sowohl-als-auch-Denken"). Dieses Modul bezieht sich im Besonderen auf das (familiäre) Zusammenleben der Jugendlichen mit ihren wesentlichen Bezugspersonen sowie auch auf typische Dilemmata der Adoleszenz, wie z. B. den Konflikt zwischen Autonomie und Abhängigkeit. In der Anwendung der DBT-A wird empfohlen, zumindest dieses Modul der Fertigkeitengruppe komplett mit den Bezugspersonen der Patienten gemeinsam zu durchlaufen. Es werden folgende Fertigkeiten und theoretische Inhalte vermittelt (vgl. Böhme et al., 2002; Fleischhaker et al., 2010):
  - Verstärkung und Löschung,
  - Bestrafung und Shaping,
  - Validierung,
  - Dialektik.

Supervision in der DBT-A

Essenzieller Bestandteil einer Psychotherapie nach DBT-A ist die fachlich kompetente und kontinuierliche Supervision der Therapeuten. Diese Supervisionen können einzeln oder in der Gruppe durchgeführt werden. Besonders hilfreich sind dabei videogestützte Supervisionen. Häufig liegt der Fokus der Supervision auf der kontinuierlichen Arbeit an der dialektischen Grundhaltung des Therapeuten und der eingesetzten Strategien der DBT-A.

Wo gibt es DBT-A? Eine Übersicht über die Zentren, an denen DBT-A angeboten wird, an denen DBT-A erlernt werden kann und an denen sich Supervisoren für DBT-A befinden, ist auf der Homepage www.dachverband-dbt.de verfügbar (Zugriff am 11.04.2014).

3.2.2 Cutting Down-Programm

Ein verhaltenstherapeutisches Kurzzeitmanual, das „Cutting Down"-Programm wurde am King's College in London/Großbritannien speziell zur Behandlung von selbstverletzendem Verhalten bei Jugendlichen entwickelt (Taylor et al., 2011). Dieses Manual wird derzeit in Heidelberg im Rahmen einer randomisiert kontrollierten Wirksamkeitsstudie getestet (Fischer et al., 2013). In 8 bis 12 einzeltherapeutischen Sitzungen werden vier Hauptmodule anhand eines Manuals bearbeitet. Die Module befassen sich mit dem Erarbeiten von Therapiemotivation und Compliance, der Erkennung von Motiven für das vorliegende Verhalten, der Erprobung von Verhaltensalternativen für NSSV und schließlich der Verfestigung der alternativen Verhaltensweisen, die in aller Regel zu einer Reduktion aversiver Anspannungen führen. Neben den therapeutischen Einzelsitzungen sollen die Patienten im Rahmen von Hausaufgaben die Therapiesitzungen vor- und nachbereiten, um die Effektivität dieser Interventionen zu steigern.

3.2.3 Therapeutic Assessment

Beim Therapeutic Assessment (TA, Ougrin et al., 2009) handelt es sich um eine manualisierte Kurzintervention, die bei Jugendlichen mit selbstschädigendem Verhalten im Erstkontakt zur Anwendung kommen kann. Nach einer Anamneseerhebung und Einschätzung der Suizidalität, wird dem Patienten angeboten, ein Verständnis für seine momentane Problemlage zu erarbeiten. Diese wird, basierend auf Grundannahmen der Kognitiv-analytischen Therapie (CAT), der narrativ systemischen Therapie, der mentalisierungsbasierten Therapie und der kognitiven Verhaltenstherapie im Sinne eines „Teufelskreises" grafisch dargelegt. Mit dem Jugendlichen werden dann – ausgehend von seinen Vorschlägen – Auswege aus dem Teufelskreis ausgewählt und besprochen. Zusätzlich wird dem Patienten in zeitlichem Abstand ein Brief zugeschickt, der auf die besprochenen Inhalte rekurriert. Wenngleich Belege für die Reduktion der NSSV noch ausstehen, wurde in einer randomisierten-kontrollierten Studie gezeigt, dass Jugendliche, die TA erhielten häufiger in eine nachfolgende Therapie kamen und diese länger in Anspruch nahmen als Jugendliche ohne TA (Ougrin et al., 2011).

4 Materialien

Übersicht	
M01	Empfehlungen für den Erstkontakt und Explorationsfragen
M02	Funktionen von NSSV
M03	Tagebuchkarte
M04	Functional Assessment of Self-Mutilation (FASM-GV)
M05	Selbstverletzungs-Gedanken und -Verhalten Interview (Auszug aus dem SITBI-G)
M06	Erfassung der Verhaltensänderungen nach der Therapie

M01 Empfehlungen für den Erstkontakt und Explorationsfragen[1]

Für die Exploration zu NSSV sollten einige allgemeine Grundsätze beachtet werden:

- Es sollte vermieden werden, geschockt auf NSSV zu reagieren oder Vorwürfe und Drohungen auszusprechen. NSSV wird von den Betroffenen selbst als sehr schambehaftet erlebt und dadurch Hilfe nur selten in Anspruch genommen. Daher ist es umso wichtiger, den Betroffenen zu zeigen, dass man sie ernst nimmt, sich um sie sorgt und ihnen helfen möchte. Als Grundhaltung empfiehlt sich eine „respektvolle Neugier“ (Walsh, 2006). Dabei soll in neutraler, unaufgeregter Art vermittelt werden, dass man den Betroffenen und sein Verhalten ernst nimmt und sich für das Verhalten sowie die genaueren Begleitumstände interessiert, ohne sie zu bewerten.
- NSSV sollte von Suizidversuchen unterschieden werden. Dabei ist es wichtig, die Intention des Verhaltens zu erfragen.
- NSSV hat meist eine Funktion und dient als Coping-Strategie. NSSV dient vor allem als Coping für Emotionen, mit denen die Betroffenen nicht umgehen können. Ziel einer Therapie ist das Lernen von positiven Coping-Strategien, um NSSV als Coping-Strategie zu ersetzen.
- Der Einfluss von Anderen auf NSSV sollte erhoben und beachtet werden. Dies kann einen Einfluss auf die Motivation für NSSV haben (z. B. zur Gruppe dazugehören). Da NSSV z. B. im Schulsetting oder in Heimen „ansteckend“ sein kann, sollte diese Möglichkeit mit Betroffenen angesprochen werden. Es sollte auch erwähnt werden, dass der gemeinsame Gebrauch von Objekten für NSSV weitere Konsequenzen (z. B. Übertragung von Krankheiten oder Infektionen) haben kann. Daher sollte die Sicherheit der selbstverletzenden Handlung erfasst werden.

Fragen zur Exploration von NSSV

Screening für NSSV

- Hast du dir jemals mit Absicht Verletzungen oder Schmerzen zugefügt? Dich selbst geschnitten, geritzt oder sonst deiner Haut absichtlich Schaden zugefügt?
- Welche Methoden hast du benutzt, um dich selbst zu verletzen?
- Welche Körperteile hast du selbst verletzt? Wie kam es, dass du gerade diese Körperteile selbst verletzt hast?

Funktionen des NSSV

- Wie kommt es, dass du dich selbst verletzt? Wobei hilft dir das selbstverletzende Verhalten?
- Gibt es etwas, dass du mit dem selbstverletzenden Verhalten ausdrücken, zeigen möchtest? (Wem?)
- Hast du ein festes Ritual? Wie viel Zeit vergeht zwischen Entschluss zu Schneiden/Ritzen/Brennen und der Handlung?
- Verspürst du Schmerzen bei der Selbstverletzung (Skala 0 = gar nicht bis 10 = sehr stark).
- Beschreibe eine solche Situation, die zum selbstverletzenden Verhalten führt (Verhaltensanalyse, wie im „Film“).
- Trinkst du Alkohol oder nimmst du Drogen, wenn du dich selbst verletzt? (Suchtmittelanamnese)

Evaluation des sozialen Kontextes und Verstärkung

- Wie hast du von selbstverletzendem Verhalten erfahren? Was ging deiner ersten Selbstverletzung voraus? Wie bist du damals auf die Idee gekommen, dich selbst zu verletzen?
- Hast du Freunde, die sich selbst verletzen?
- Wer weiß über dein selbstverletzendes Verhalten Bescheid?
- Wie reagieren diese Personen? Wie sollen diese reagieren? Gibt es Unterschiede zwischen den Bezugspersonen?
- Verheimlichst du das selbstverletzende Verhalten? Was befürchtest du?
- Besuchst du Internetforen zum selbstverletzenden Verhalten?
- Hast du ein Selbstbild als „Selbstverletzer“ oder „Ritzer“, womit identifizierst du dich?

1 Diese Empfehlungen wurden der Website von „Cornell Research Program on Self-Injurious Behavior“ (http://www.crpsib.com) entnommen und nach In-Albon und Schmid (2012) modifiziert. Der Abdruck erfolgt mit freundlicher Genehmigung von Springer Science+Business Media.

Arbeitsblatt M01 **Seite 2**

Erhebung der Häufigkeit und Intensität des Verhaltens
– Wie häufig verletzt du dich selbst? – Wie viel Zeit verwendest du am Tag, um über Selbstverletzung nachzudenken? – Was sind die längsten Intervalle ohne Selbstverletzung? Wie schaffst du dies?
Abklärung des Suizidrisikos
– Hast du Suizidgedanken in Zusammenhang mit dem selbstverletzenden Verhalten? – Hast du sonst Suizidgedanken? – Hast du schon einmal versucht, dir das Leben zu nehmen (gegebenenfalls genaue Analyse des letzten Suizidversuches)? – Wie gehen wir damit um, wenn deine Suizidgedanken wieder stärker werden sollten?
Gedanken über Veränderungen
– Denkst du, dass das selbstverletzende Verhalten ein ernsthaftes Problem ist? – Macht dir das selbstverletzende Verhalten Angst? – Musstest du zur Wundversorgung schon einmal in ein Krankenhaus? – Welches wären für dich Warnzeichen dafür, dass es ein echtes Problem ist? – Was müsste passieren, damit du denkst, dass es ein Problem ist? – Würden deine Bezugspersonen und Freunde sagen, dass es ein Problem ist? Wie kommen die darauf? – Fühlen sich deine Bezugspersonen durch das selbstverletzende Verhalten belastet?
Erhebung von Vorteilen und Veränderungshindernissen
– Weshalb möchtest du mit dem selbstverletzenden Verhalten aufhören? – Was würde sich verbessern/verändern, wenn du dich nicht mehr selbst verletzen würdest? – Wie würde dein Umfeld reagieren? Gibt es da Unterschiede? – Hast du schon einmal professionelle Hilfe in Anspruch genommen? Was hat dir geholfen? Wie endete die Behandlung? (Gegebenenfalls detaillierte Analyse des letzten Therapieabbruchs) – Wie gehen wir damit um, wenn die therapeutische Zusammenarbeit gefährdet ist? – Konntest du schon einmal zeitweise mit dem selbstverletzenden Verhalten aufhören? – Wie hast du das geschafft? Was hast du anstelle des selbstverletzenden Verhaltens gemacht und wie erfolgreich war das? – Was hindert dich gegenwärtig daran, mit dem selbstverletzenden Verhalten aufzuhören? Welche Barrieren gibt es? – Was müsstest du lernen, um auf das selbstverletzende Verhalten verzichten zu können? – Was wäre der erste Schritt?
Wunsch nach Kontrolle über die Gefühle
– Wer kontrolliert dein Leben – das selbstverletzende Verhalten oder du?

M02 Funktionen von NSSV[2]

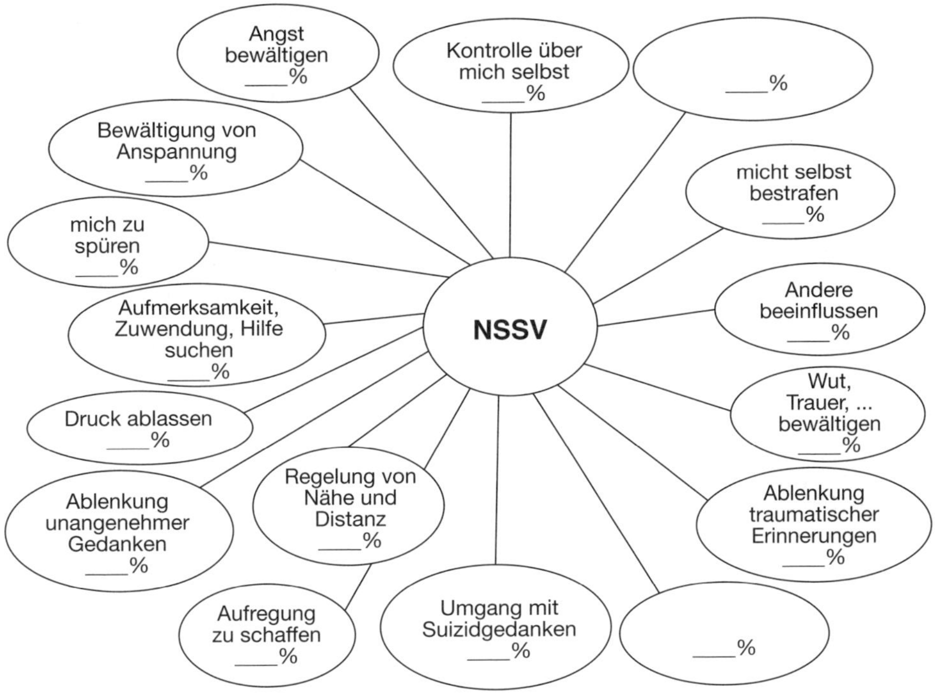

2 Aus In-Albon und Schmid (2012). Der Abdruck erfolgt mit freundlicher Genehmigung von Springer Science+Business Media.

M03 Tagebuchkarte[3]

		Tätigkeit, Situation	Gedanken	Stimmung allgemein 0 bis 10 (0=schlecht bis 10=sehr gut)	Selbstverletzungsdrang 0 bis 10 (0=kein bis 10=sehr stark)	Selbstverletzung		Suizidalität 0 bis 10 (0=keine bis 10=sehr stark)	Anderes Risikoverhalten
						ja	nein		
MO	Vormittag								
MO	Nachmittag								
MO	Abend/ Nacht								
DI	Vormittag								
DI	Nachmittag								
Di	Abend/ Nacht								
MI	Vormittag								
MI	Nachmittag								
MI	Abend/ Nacht								
DO	Vormittag								
DO	Nachmittag								
DO	Abend/ Nacht								

3 Modifiziert nach In-Albon und Schmid (2012). Der Abdruck erfolgt mit freundlicher Genehmigung von Springer Science+Business Media.

Arbeitsblatt M03 Seite 2

		Tätigkeit, Situation	Gedanken	Stimmung allgemein 0 bis 10 (0=schlecht bis 10=sehr gut)	Selbstverletzungsdrang 0 bis 10 (0=kein bis 10=sehr stark)	Selbstverletzung		Suizidalität 0 bis 10 (0=keine bis 10=sehr stark)	Anderes Risikoverhalten
						ja	nein		
FR	Vormittag								
FR	Nachmittag								
FR	Abend/ Nacht								
SA	Vormittag								
SA	Nachmittag								
SA	Abend/ Nacht								
SO	Vormittag								
SO	Nachmittag								
SO	Abend/ Nacht								

M04 Functional Assessment of Self-Mutilation (FASM-GV)[4]

A. Hast du *innerhalb des vergangenen Jahres* eine der unten angeführten Dinge gemacht, um dich absichtlich selbst zu verletzen (Kreuze alle an, die zutreffen):

	Nein	Ja	Wie oft?	Medizinische Behandlung notwendig?
1. Schneiden oder Ritzen der Haut	□	□	______	□
2. Sich selbst absichtlich Schlagen	□	□	______	□
3. Haare ausreißen	□	□	______	□
4. Sich selbst tätowieren	□	□	______	□
5. Eine Wunde aufkratzen	□	□	______	□
6. Die Haut verbrennen (z. B. mit einer Zigarette, Streichholz oder anderem heißen Gegenstand)	□	□	______	□
7. Gegenstände unter die Nägel oder in Haut stecken	□	□	______	□
8. Sich selbst Beißen (z. B. in den Mund oder die Lippen)	□	□	______	□
9. An Teilen deines Körpers zupfen, bis Blut kommt.	□	□	______	□
10. Die Haut aufkratzen	□	□	______	□
11. Die Haut aufscheuern	□	□	______	□
12. Anderes: ____________	□	□	______	□

B. Falls nicht im vergangenen Jahr, hast du überhaupt schon einmal eine dieser Verhaltensweisen gemacht?

□ Ja

□ Nein

Wenn du einmal „Ja“ bei den Verhaltensweisen im vergangenen Jahr angekreuzt hast, dann beantworte bitte die folgenden Fragen.

C. Als du dich selbst verletzt hast, wolltest du dich damit umbringen?

□ Ja

□ Nein

4 © Lloyd, Kelley und Hope (1997); dt. Version: Paul Plener (2010). Abdruck erfolgt mit Genehmigung der Autoren.

Arbeitsblatt M04 **Seite 2**

D. Wie lange hast du über die oben stehenden Handlungen nachgedacht, bevor du sie wirklich gemacht hast?

☐ gar nicht

☐ wenige Minuten

☐ weniger als 1 Stunde

☐ mehr als 1 Stunde aber weniger als 1 Tag

☐ mehr als 1 Tag aber weniger als eine Woche

☐ mehr als eine Woche

E. Hast du eine der oben stehenden Handlungen unter dem Einfluss von Alkohol oder Drogen gemacht?

☐ Ja

☐ Nein

F. Hast du Schmerzen während der Selbstverletzung gespürt?

☐ starke Schmerzen

☐ mittelmäßige Schmerzen

☐ wenig Schmerzen

☐ keine Schmerzen

G. Wie alt warst du, als du dich das erste Mal auf diese Weise selbst verletzt hast?
______ Jahre

H. Hast du dich wegen irgendeiner der unten angeführten Gründe selbst verletzt? (Kreuze alle Gründe an, die zutreffen):

Gründe	nie	selten	manchmal	oft
1. Um Schule, Arbeit oder andere Aktivitäten zu vermeiden	☐	☐	☐	☐
2. Um sich nicht „betäubt" oder leer zu fühlen	☐	☐	☐	☐
3. Um Aufmerksamkeit zu bekommen	☐	☐	☐	☐
4. Um etwas zu fühlen, auch wenn es Schmerz ist	☐	☐	☐	☐
5. Um etwas Unangenehmes, was man nicht tun will, zu vermeiden	☐	☐	☐	☐
6. Um Kontrolle über eine Situation zu bekommen	☐	☐	☐	☐

Arbeitsblatt M04 **Seite 3**

7. Um eine Reaktion von jemandem zu bekommen, auch wenn es eine negative Reaktion ist	□	□	□	□
8. Um mehr Aufmerksamkeit von deinen Eltern oder Freunden zu bekommen	□	□	□	□
9. Um zu vermeiden unter Menschen zu sein	□	□	□	□
10. Um sich selbst zu bestrafen	□	□	□	□
11. Damit andere Leute sich anders verhalten oder sich ändern	□	□	□	□
12. Um wie jemand zu sein, den du bewunderst	□	□	□	□
13. Um Strafen oder Konsequenzen zu vermeiden	□	□	□	□
14. Um schlechte Gefühle zu beenden	□	□	□	□
15. Um andere wissen zu lassen, wie verzweifelt du bist	□	□	□	□
16. Um zu einer Gruppe zu gehören	□	□	□	□
17. Um deine Eltern dazu zu bringen, dich zu verstehen oder dich zu beachten	□	□	□	□
18. Um dich zu beschäftigen, wenn du alleine bist	□	□	□	□
19. Um dich zu beschäftigen, wenn du mit anderen zusammen bist	□	□	□	□
20. Um Hilfe zu bekommen	□	□	□	□
21. Um andere wütend zu machen	□	□	□	□
22. Um sich entspannt zu fühlen	□	□	□	□
23. Andere: ______________	□	□	□	□

Arbeitsblatt M04 **Seite 4**

M04 Zuordnung der FASM-Items

Im Folgenden finden Sie die Zuordnung der FASM-Items aus dem Bereich H (Gründe) zu den vier Funktionen (automatische negative Verstärkung, automatische positive Verstärkung, soziale negative Verstärkung, soziale positive Verstärkung) nach Nock und Prinstein (2004). In Klammern am Ende der Items ist zusätzlich die Funktion aufgeführt, die sich anhand der Faktorenanalyse von Kaess et al. (2013) zeigte. Dabei ergaben sich drei Faktoren (interpersonell, automatisch und Peer-Identifikation).

Automatische negative Verstärkung:
- Item 2: Um sich nicht „betäubt" oder leer zu fühlen (automatisch)
- Item 14: Um schlechte Gefühle zu beenden (automatisch)

Automatische positive Verstärkung:
- Item 4: Um etwas zu fühlen, auch wenn es Schmerz ist (automatisch)
- Item 10: Um dich selbst zu bestrafen (automatisch)
- Item 22: Um sich entspannt zu fühlen (automatisch)

Soziale negative Verstärkung:
- Item 1: Um Schule, Arbeit oder andere Aktivitäten zu vermeiden (keine Ladung auf einem der 3 Faktoren)
- Item 5: Um etwas Unangenehmes, was man nicht tun will, zu vermeiden (Peer-Identifikation)
- Item 9: Um zu vermeiden unter Menschen zu sein (interpersonell)
- Item 13: Um Strafen oder Konsequenzen zu vermeiden (interpersonell)

Soziale positive Verstärkung:
- Item 3: Um Aufmerksamkeit zu bekommen (interpersonell)
- Item 6: Um Kontrolle über eine Situation zu bekommen (automatisch)
- Item 7: Um eine Reaktion von jemandem zu bekommen, auch wenn es eine negative Reaktion ist. (interpersonell)
- Item 8: Um mehr Aufmerksamkeit von Deinen Eltern oder Freunden zu bekommen (interpersonell)
- Item 11: Damit andere Leute sich anders verhalten oder sich ändern (interpersonell)
- Item 12: Um wie jemand zu sein, den Du bewunderst (Peer-Identifikation)
- Item 15: Um andere wissen zu lassen, wie verzweifelt Du bist (interpersonell)
- Item 16: Um zu einer Gruppe zu gehören (Peer-Identifikation)
- Item 17: Um deine Eltern dazu zu bringen dich zu verstehen oder dich zu beachten (interpersonell)
- Item 18: Um dich zu beschäftigen, wenn du alleine bist (keine Ladung auf einem der 3 Faktoren)
- Item 20: Um Hilfe zu bekommen (interpersonell)
- Item 21: Um andere wütend zu machen (entfällt bei Kaess et al., 2013)

Item 19: Um dich zu beschäftigen, wenn du mit anderen zusammen bist; kann keiner Funktion zugeordnet werden.

M05 Selbstverletzungs-Gedanken und -Verhalten Interview (Auszug aus dem SITBI-G)[5]

Instruktionen:

- Die Fragen und Instruktionen, die fett gedruckt oder in Standardschrift aufgeführt sind, sollten laut vorgelesen werden. Hinweise, die kursiv gedruckt sind, werden nicht vorgelesen.
- Vor dem Interview sollten gegenüber dem Teilnehmer folgende Anmerkungen gemacht werden:
  - Einige Fragen könnten zu unangenehmen Gefühlen führen.
  - Sie müssen Fragen, die Ihnen unangenehm sind, nicht beantworten.
  - Sie können jederzeit während des Interviews eine Pause einlegen oder das Interview unterbrechen.
- Falls Sie einen anderen Zeitrahmen als „letzte Woche" oder „letzter Monat" verwenden möchten, können diese Zeitperioden angepasst werden.
- Verwenden Sie die Skala von 0 bis 4 (0 = gar nicht, 1 = gering, wenig, 2 = etwas/manchmal, 3 = viel/stark, 4 = sehr stark/sehr viel) bei den Fragen, die auf die Skala verweisen. Die Skala kann auch auf einem separaten Blatt ausgedruckt werden.

Einleitung:

Die kommenden Fragen beschäftigen sich mit Ihren Gedanken und Gefühlen zu selbstverletzendem Verhalten. Bitte hören Sie sorgfältig zu und antworten Sie so genau Sie können. Haben Sie Fragen bevor wir beginnen?

0 = gar nicht
1 = gering, wenig
2 = etwas/manchmal
3 = viel/stark
4 = sehr stark/sehr viel

Gedanken an selbstverletzendes Verhalten

116	Hatten Sie jemals Gedanken daran, sich absichtlich selbst zu verletzen ohne dabei sterben zu wollen (zum Beispiel durch Schneiden, Ritzen oder Verbrennen)? 0) nein 1) ja *(Wenn „Nein", weiter mit Frage 143.)*	
	Wir werden das im Folgenden als selbstverletzendes Verhalten bezeichnen.	
117	Wie alt waren Sie, als Sie das erste Mal daran dachten sich selbst verletzen zu wollen? (Alter)	
118	Wie alt waren Sie beim letzten Mal? (Alter)	
119	Wie oft hatten Sie in Ihrem Leben Phasen, in denen Sie daran dachten, sich selbst zu verletzen?	
120	Wie viele separate Phasen im letzten Jahr?	
121	Wie viele separate Phasen im letzten Monat?	
122	Wie viele separate Phasen in der letzten Woche?	

5 © Self-Injurious Thoughts and Behaviors Interview (SITBI) von Nock, Holmberg, Photos und Michel (2007); dt. Übersetzung Fischer et al., 2014. Abdruck erfolgt mit Genehmigung der Autoren. Hier werden nur die Fragen zu Selbstverletzung bzw. zu Gedanken an Selbstverletzung wiedergegeben. Eine vollständige Version des SITBI-G kann unter http://www.wjh.harvard.edu/~nock/nocklab/SITBI_German.pdf kostenfrei heruntergeladen werden.

Arbeitsblatt M05 **Seite 2**

123	Auf einer Skala von 0 bis 4: Wie intensiv waren Ihre Gedanken daran, sich selbst zu verletzen, am schlimmsten Punkt?	
124	Wie intensiv waren diese Gedanken durchschnittlich?	
125	Was denken Sie, warum haben Sie Gedanken daran, sich selbst zu verletzen?	
126	Auf einer Skala von 0 bis 4: Wie sehr haben Sie daran gedacht, sich selbst zu verletzen, als eine Möglichkeit, um schlechte Gefühle loszuwerden?	
127	Wie sehr haben Sie daran gedacht, sich selbst zu verletzten, um sich zu spüren, wenn Sie sich taub oder leer gefühlt haben?	
128	Wie sehr haben Sie daran gedacht, sich selbst zu verletzten, um mit jemandem zu kommunizieren oder um Aufmerksamkeit zu bekommen?	
129	Wie sehr haben Sie daran gedacht, sich selbst zu verletzten, um aus einer Sache herauszukommen oder um von anderen loszukommen?	
130	Auf einer Skala von 0 bis 4: In welchem Ausmaß haben Probleme mit Ihrer Familie zu Gedanken daran geführt, sich selbst zu verletzen?	
131	Wie sehr haben Probleme mit Ihren Freunden zu diesen Gedanken geführt?	
132	Wie sehr haben Probleme mit Ihren Beziehungen zu diesen Gedanken geführt?	
133	Wie sehr haben Probleme mit Gleichaltrigen (Peers) zu diesen Gedanken geführt?	
134	Wie sehr haben Probleme mit der Arbeit oder der Schule zu diesen Gedanken geführt?	
135	Wie sehr hat Ihr psychischer Zustand in dieser Zeit zu diesen Gedanken geführt?	
136	Während wie viel Prozent der Zeit, in der Sie Gedanken daran hatten, sich selbst zu verletzen, konsumierten Sie Drogen oder Alkohol?	
137	Wenn Sie diese Gedanken hatten, wie lange dauerten diese normalerweise an? 0) 0 Sekunden 1) 1 bis 60 Sekunden 2) 2 bis 15 Minuten 3) 16 bis 60 Minuten 4) weniger als einen Tag 5) 1 bis 2 Tage 6) mehr als 2 Tage 7) längerer Zeitraum 88) nicht zutreffend 99) unbekannt	

Arbeitsblatt M05 **Seite 3**

138	Bevor Sie jemals daran gedacht haben, sich selbst zu verletzen, wie viele Ihrer Freunde hatten Ihrem Wissen nach daran gedacht, sich selbst zu verletzen?	
139	Seit Sie zum ersten Mal daran gedacht haben, sich selbst zu verletzen, wie viele Ihrer Freunde haben Ihrem Wissen nach seitdem daran gedacht, sich selbst zu verletzen?	
(Wenn „0" bei Frage 138 UND bei Frage 139, weiter mit Frage 142)		
140	Auf einer Skala von 0 bis 4: Bevor Sie jemals daran gedacht haben, sich selbst zu verletzen, wie sehr haben die Gedanken Ihrer Freunde, sich selbst zu verletzen, Sie darin beeinflusst, an Selbstverletzung zu denken?	
141	Auf einer Skala von 0 bis 4: Seit Sie jemals daran gedacht haben, sich selbst zu verletzen, wie sehr haben die Gedanken Ihrer Freunde, sich selbst zu verletzen, Sie darin beeinflusst, an Selbstverletzung zu denken?	
142	Auf einer Skala von 0 bis 4: Wie groß ist die Wahrscheinlichkeit, dass Sie in Zukunft Gedanken haben werden, sich selbst verletzten zu wollen?	
Selbstverletzendes Verhalten		
143	Haben Sie sich jemals absichtlich selbst verletzt ohne dabei sterben zu wollen? 0) nein 1) ja *(Wenn „Nein", Interview fertig.)*	
144	Wie alt waren Sie beim ersten Mal? (Alter)	
145	Wie alt waren Sie beim letzten Mal? (Alter)	
146	Wie oft haben Sie sich in Ihrem Leben selbst verletzt?	
147	Wie oft im letzten Jahr?	
148	Wie oft im letzten Monat?	
149	Wie oft in der letzten Woche?	
150	Ich werde nun eine Liste mit Dingen durchgehen, die von Menschen getan wurden, um sich selbst zu verletzen. Bitte lassen Sie mich wissen, welche davon Sie getan haben: *(Mehrfachnennung möglich)* 1) Schneiden oder Ritzen der Haut 2) Sich selbst absichtlich schlagen 3) Haare ausreißen 4) Sich selbst tätowieren 5) An einer Wunde manipulieren 6) Haut verbrennen (z. B. mit einer Zigarette, einem Zündholz oder einem anderen heißen Objekt) 7) Objekte unter die Nägel oder die Haut stecken 8) Sich selbst beißen (z. B. Mundbereich oder Lippen) 9) An Körperstellen zupfen bis Blut kommt 10) Die Haut aufkratzen 11) Die Haut aufscheuern bis Blut kommt 12) Andere (welche?):____________	

Arbeitsblatt M05 **Seite 4**

151	Haben Sie jemals medizinische Behandlung für Schäden erhalten, die durch selbstverletzendes Verhalten ausgelöst wurden? 0) nein 1) ja 88) nicht zutreffend 99) unbekannt	
152	Was denken Sie, warum verletzten Sie sich selbst?	
153	Auf einer Skala von 0 bis 4: Wie sehr haben Sie sich selbst verletzt, als eine Möglichkeit, um schlechte Gefühle loszuwerden?	
154	Wie sehr haben Sie sich selbst verletzt, um sich zu spüren, wenn Sie sich taub oder leer gefühlt haben?	
155	Wie sehr haben Sie sich selbst verletzt, um mit jemandem zu kommunizieren oder um Aufmerksamkeit zu bekommen?	
156	Wie sehr haben Sie sich selbst verletzt, um aus einer Sache herauszukommen, oder um von anderen loszukommen?	
157	Auf einer Skala von 0 bis 4: In welchem Ausmaß haben Probleme mit Ihrer Familie zu selbstverletzendem Verhalten geführt?	
158	Wie sehr haben Probleme mit Ihren Freunden zu selbstverletzendem Verhalten geführt?	
159	Wie sehr haben Probleme mit Ihren Beziehungen zu selbstverletzendem Verhalten geführt?	
160	Wie sehr haben Probleme mit Gleichaltrigen (Peers) zu selbstverletzendem Verhalten geführt?	
161	Wie sehr haben Probleme mit der Arbeit oder der Schule zu selbstverletzendem Verhalten geführt?	
162	Wie sehr hat Ihr psychischer Zustand in dieser Zeit zu selbstverletzendem Verhalten geführt?	
163	Während wie viel Prozent der Zeit, in der Sie sich selbst verletzt haben, konsumierten Sie Drogen oder Alkohol?	
164	Wie lange haben Sie durchschnittlich darüber nachgedacht sich selbst zu verletzen bevor Sie es getan haben? 0) 0 Sekunden 1) 1 bis 60 Sekunden 2) 2 bis 15 Minuten 3) 16 bis 60 Minuten 4) Weniger als einen Tag 5) 1 bis 2 Tage 6) Mehr als 2 Tage 7) Längerer Zeitraum 88) Nicht zutreffend	
165	Bevor Sie sich das erste Mal selbst verletzt haben, wie viele Ihrer Freunde hatten sich Ihrem Wissen nach selbst verletzt?	

Arbeitsblatt M05 **Seite 5**

166	Seit Sie sich zum ersten Mal selbst verletzt haben, wie viele Ihrer Freunde haben sich Ihrem Wissen nach seitdem selbst verletzt?	
(Wenn „0“ bei Frage 165 UND bei Frage 166, weiter mit Frage 169)		
167	Auf einer Skala von 0 bis 4: Bevor Sie sich jemals selbst verletzt haben, wie sehr hat das selbstverletzende Verhalten Ihrer Freunde Sie darin beeinflusst, sich selbst zu verletzen?	
168	Auf einer Skala von 0 bis 4: Seit Sie sich zum ersten Mal selbst verletzt haben, wie sehr hat das selbstverletzende Verhalten Ihrer Freunde Sie darin beeinflusst, sich selbst zu verletzen?	
169	Auf einer Skala von 0 bis 4: Wie groß ist die Wahrscheinlichkeit, dass Sie sich in Zukunft selbst verletzen werden?	
Vielen Dank für das Interview!		

M06 Erfassung von Verhaltensänderungen nach der Therapie

	trifft überhaupt nicht zu	trifft eher nicht zu	trifft eher zu	trifft voll und ganz zu
1. Ich verletze mich nach der Therapie nicht mehr selbst.	☐	☐	☐	☐
2. Ich verletze mich nach der Therapie weniger selbst.	☐	☐	☐	☐
3. Meine Lebensqualität hat sich verbessert.	☐	☐	☐	☐
4. Ich zeige weniger risikoreiches Verhalten.	☐	☐	☐	☐
5. Ich denke, ich brauche weiter Hilfe/Therapie.	☐	☐	☐	☐

6. Im Vergleich zum Beginn der Therapie fühle ich mich jetzt:

1	2	3	4	5	6	7
sehr viel	viel	etwas	unverändert	etwas	viel	sehr viel
	schlechter				**besser**	

5 Fallbeispiele

5.1 Fallbeispiel 1: Anna, 16 Jahre

Die 16-jährige Anna stellte sich in Begleitung und auf Veranlassung der Mutter aufgrund von NSSV erstmalig in der Ambulanz einer kinder- und jugendpsychiatrischen Klinik vor. Es wurde geschildert, dass die Mutter vor zwei Wochen erstmalig auf das NSSV ihrer Tochter aufmerksam geworden war, nachdem sie blutige Verbände im Mülleimer des Bades vorgefunden und daraufhin ihre Tochter zur Rede gestellt habe. Laut Auskunft von Anna bestand das NSSV seit zwei Jahren, wobei Anna schilderte sich seit sechs Monaten fast täglich selbst zu verletzen. Die Selbstverletzungen hätten spontan begonnen, nachdem sie nach unabsichtlichem Zufügen einer Schürfwunde bemerkt habe, dass dies ihre Stimmung positiv beeinflusse und sie sich daraufhin zunehmend mehr versucht habe, absichtlich Schmerzen beizubringen.

Anna besuchte zum Zeitpunkt der Erstvorstellung die 10. Klasse eines Gymnasiums mit durchschnittlichen bis schlechten Leistungen. Sie erlebte sich als wenig in den Klassenkontext integriert, hatte lediglich zu einem weiteren Mädchen in der Klasse Kontakt, hatte auch das Gefühl, dass sie die anderen Jugendlichen nicht verstehen würden. Bezogen auf andere soziale Kontakte gab Anna an, einmal wöchentlich eine christliche Jugendgruppe aufzusuchen, wo sie Freunde habe und sich auch mit diesen über Schwierigkeiten austauschen könne. Anna wohnte gemeinsam mit ihren Eltern in einem Haus, sie hatte keine Geschwister. Die Eltern waren beiden berufstätig (der Vater in Vollzeit als Bauingenieur, die Mutter in Teilzeit als Einzelhandelskauffrau), wobei der Vater häufig beruflich auch über mehrere Tage abwesend war. Familienanamnestisch wurde eine depressive Erkrankung der Mutter berichtet, die aktuell ein trizyklisches Antidepressivum einnahm, welches von ihrem Hausarzt zur Behandlung von Schlafstörungen angeordnet worden war. Anna gab an, kaum Alkohol zu konsumieren (kein Nikotinabusus, kein Konsum illegaler Rauschmittel).

Psychopathologischer Befund im Erstkontakt

„Wir sehen eine altersgemäß entwickelte, gepflegt wirkende 16-Jährige, die nach anfänglicher Zurückhaltung im Einzelkontakt offen Auskunft gibt. Anna ist bei vollem Bewusstsein und zu allen Qualitäten orientiert. Es findet sich kein Hinweis auf das Vorliegen einer Merkfähigkeitsstörung. Die Psychomotorik ist ebenso wie der sprachliche Ausdruck unauffällig. An Ängsten beschreibt Anna eine nicht weiter definierbare Angst im Dunkeln. Andere Ängste werden auch nach dezidierter Nachfrage nicht berichtet. Es besteht kein Hinweis für das Vorliegen einer Zwangserkrankung. Die Stimmungslage wird von Anna als äußerst stark wechselnd beschrieben. Die meiste Zeit fühle sie sich herabgestimmt, es komme jedoch mehrmals täglich zu Wechseln in ihrer Stimmung ohne äußeren Anlass. Während des Gespräches ist Anna affektiv modulierbar, wirkt aber mitunter parathym, lacht inadäquat bei der Schilderung trauriger Gesprächsinhalte. Fragen nach dem Vorliegen von Interessensverlust oder Antriebslosigkeit werden verneint. Anna berichtete von seit ca. zwei Jahren intermittierend bestehenden Suizidgedanken. Zuletzt habe sie täglich daran gedacht, wie es wäre sich das Leben zu nehmen. Es gab keine Suizidversuche in der Vorgeschichte und keine aktuelle Suizidplanung. Anna versicherte glaubhaft, dass keine Suizidabsichten bestünden, dies würde sie ihren Eltern „nicht antun" wollen. Selbstverletzendes Verhalten bestünde seit zwei Jahren (vornehmlich Schneiden mit Rasierklingen an den Unterarmen und im Knöchelbereich beidseitig). Befragt nach Sinnestäuschungen schildert Anna ab und zu einen „Schatten" am Rande ihres Blickfeldes wahrzunehmen, der aber verschwinde, wenn sie versuche diesen näher zu sehen. Es besteht kein Hinweis auf akustische Halluzinationen, andere Sinnestäuschungen, wahnhaftes Erleben oder Ich-Erlebnisstörungen. Ebenso besteht kein Anhalt für das Vorliegen einer Essstörungssymptomatik."

Zur weiteren diagnostischen Abklärung wurde eine kognitive Leistungsüberprüfung aufgrund der schwierigen schulischen Situation, sowie eine Abklärung der Stimmungslage mittels eines standardisierten Interviews vereinbart. Aufgrund der emotionalen Instabilität und der Selbstverletzungen sowie der Suizidgedanken erfolgte eine Abklärung der Persönlichkeitsstruktur, zur Beurteilung des Ausmaßes der Selbstverletzungen eine körperliche Untersuchung.

In der ärztlichen Untersuchung zeigten sich deutliche Vernarbungen in verschiedenen Stadien der Wundheilung an beiden Unterarmen, ebenso wie im Bereich der Knöchel und im Bereich der Oberschenkel. Der Tetanusimpfschutz wurde überprüft. Zur Beurteilung der kognitiven Leistungsfähigkeit erfolgte eine Leistungstestung mittels HAWIK-IV, die einen Gesamt IQ Wert von 107 erbrachte. Zur Überprüfung einer etwaigen depressiven Symptomatik wurde die Children Depression Rating Scale angewandt, die mit einem Rohwert vom 34 ein Ergebnis im unauffälligen Bereich erbrachte. Zur Abklärung der Persönlichkeitsstruktur wurde ein standardisiertes SKID-II-Interview durchgeführt, das Hinweise auf das Vorliegen einer emotionalinstabilen Persönlichkeitsstörung vom Borderline-Typus erbrachte. In Zusammenschau der Ergebnisse der standardisierten Diagnostik sowie des klinischen Eindrucks wurde die Diagnose der Entwicklung einer emotional-instabilen Persönlichkeitsstörung vom Borderline Typus (F60.31) vergeben.

Es wurde die Aufnahme einer ambulanten kinder- und jugendpsychiatrischen Behandlung vereinbart mit dem Ziel, vorrangig NSSV zu reduzieren und die konflikthafte Beziehung zwischen Anna und ihren Eltern zu adressieren. Es wurden zunächst Termine in zweiwöchentlichem Abstand vereinbart. Zu Beginn der Behandlung erfolgte eine Psychoedukation zu den Themenbereichen Borderline-Persönlichkeitsstörung und NSSV. In gemeinsamen Gesprächen mit Anna und der Mutter wurde der Umgang mit NSSV im häuslichen Umfeld thematisiert. Der Vater war trotz mehrmaliger Einladung nicht zu Gesprächen erschienen. Nachdem sich in den nachfolgenden sechs Wochen das NSSV in Frequenz und Schweregrad verschärfte und auch die Suizidgedanken von Anna als drängender beschrieben wurden, bzw. eine konkrete Suizidplanung (vor den Zug werfen) geschildert wurde, erfolgte eine stationäre Aufnahme in einer Klinik für Kinder- und Jugendpsychiatrie und Psychotherapie zunächst mit dem Ziel einer Kriseninterventionund Stabilisierung.

Im stationären Rahmen zeigte Anna zunehmend NSSV, es kam mehrfach täglich zu Selbstverletzungen. Anna verschaffte sich über Mitpatienten Zugang zu Materialien, um sich selbst zu verletzen. Weiter berichtete sie von drängenden Suizidgedanken und dem Wunsch ihr Leben beenden zu wollen. Es wurde ein über die Krisenintervention hinausgehender therapeutischer Aufenthalt mit Anna und der Mutter vereinbart. Aufgrund der drängenden Suizidgedanken und Annas Ankündigung einen Suizidversuch auch im stationären Rahmen umsetzen zu wollen, wurde eine 1:1-Überwachung durch die Betreuerinnen und Betreuer installiert, welche für die Dauer von 10 Tagen aufgrund fehlender Distanzierung zu akuter Suizidalität aufrechterhalten wurde. Vor diesem Hintergrund wurde mit der Patientin eine Hierarchisierung der Therapieziele durchgeführt mit dem Ziel zunächst lebensbedrohliche und selbstschädigende Verhaltensweisen zu reduzieren. Dabei wurden Ausgangsbedingungen, Reaktionen und Konsequenzen anhand eines S-O-R-K-Schemas für NSSV identifiziert und Anna wurde aufgefordert, ein strukturiertes Tagebuch zur Selbstbeobachtung zu führen, um Situationen, die zu NSSV führten, identifizieren zu können. Anna äußerte bei der Reflexion des Tagebuchinhaltes, dass sie NSSV vor allem in Situationen großer Anspannung anwende. Es helfe ihr dabei, ein Gefühl der psychischen und physischen Entspannung im Sinne einer angenehm empfundenen „Leere" zu erlangen. Als Auslöser dieser Anspannungszustände wurde vor allem das Gefühl von anderen zurückgewiesen zu werden identifiziert. In diesem Zusammenhang wurde gemäß eines Ansatzes aus der Dialektisch-behavioralen Therapie für Adoleszente (DBT-A) mit Anna an der Spannungsregulation gearbeitet. Neben Achtsamkeitsübungen wurden weitere Fertigkeiten zur Spannungsreduktion in Zusammenhang mit der Anwendung eines von ihr erstellten „Notfallkoffers" erarbeitet. Es erfolgte eine einzelpsychotherapeutische Behandlung basierend auf einem DBT-A Ansatz (vgl. Kapitel 3.2.1), wobei sich für Anna vor allem der Grundsatz der „Radikalen Akzeptanz der Realität" als hilfreich zeigte. Zudem nahm Anna an der wöchentlichen Skills-Gruppe der Station teil, um neue Fertigkeiten zur Selbstregulation zu erlangen. Es erfolgten begleitend wöchentliche Familiengespräche, wobei von Seiten der Mutter immer wieder Schuldgefühle und eine Verantwortungsübernahme für das NSSV der Tochter geäußert wurden. Der Vater äußerte wenig Verständnis für das NSSV und die psychische Befindlichkeit seiner Tochter. Er habe das Gefühl, dass diese „dramatisiere" und sich „zusammenreißen" sollte. Insgesamt war der Vater nur bei wenigen Terminen anwesend. Bei den gemeinsamen Terminen wurden die offensichtlich gewordenen Spannungen in der Paarbeziehung thematisiert. Der Vater verließ zwei Monate nach Beginn der stationären Behandlung seiner Tochter die Mutter und das gemeinsame Haus. In diesem Zusammenhang wurde von Anna ein Suizidversuch mittels aus dem Einzelausgang mitgebrachten Schmerzmitteln verübt, wobei sich die Patientin 2 Stunden nach Einnahme der Tabletten bei den Betreuern meldete. Die anschließende medizinische Überwachung zeigte keine Komplikationen und keine Folgeschäden. Die Patientin benannte als Grund für den Suizidversuch, ihr Gefühl, an der Trennung der Eltern Schuld zu sein und den Vater „vergrault" zu haben. Es zeigte sich weiterhin ein schwerwiegendes NSSV, das dreimalig eine Operation aufgrund von Nerven- und Muskeldurchtrennungen im Bereich des Unterarmes notwendig machte. Aufgrund der Schwierigkeit, Nähte in dem multipel vernarbten Gewebe anzubringen, entschlossen sich die behandelnden Ärzte der Chirurgie zum Anlegen einer Gipsschiene für die Dauer von zwei Wochen, um ein Abheilen der Narben zu ermöglichen. Nach Abnahme dieser Schiene wurde NSSV jedoch fortgesetzt. Aufgrund der hohen Frequenz und des ausgeprägten Schwergrades der Selbstverletzung erfolgte in der vierten Woche der stationären Therapie eine ergänzende psychopharmakologische Behandlung mit einem Opioid Antagonisten (Naltrexon) für drei Wochen, die jedoch erfolglos verlief. Unter der Kombinationstherapie mit einem atypischen Antipsychotikum und einem SSRI zeigte sich eine Reduktion von NSSV nach weiteren vier Wochen. Zu diesem Zeitpunkt begann die Patientin sich im Rahmen der Psychotherapie intensiver mit den angebotenen Alternativen zur Spannungsreduktion auseinanderzusetzen. Sie erprobte verschiedene Methoden, auch wenn diese nicht wie von ihr gewünscht einen „100 %igen Effekt" erzielten. Zu diesem Zeitpunkt hatte die Patientin auch geäußert, sich aufgrund der weiterhin bestehenden konflikthaften häuslichen Situation im Sinne von Auseinandersetzungen mit ihrer Mutter keine Rückkehr in den häuslichen Rahmen vorstellen zu können, und sie hatte im Rahmen einer Helferrunde mit dem Jugendamt und mit Zustimmung der Eltern den Wunsch nach einer Fremdunterbringung geäußert und bereits zwei therapeutische Wohngruppen besichtigt. Die Suizidalität war deutlich in den Hintergrund getreten, Suizidgedanken waren nach 3 ½ Monaten nur mehr einmal wöchentlich vorhanden und wurden nicht mehr als drängend erlebt. Nachdem die Möglichkeit einer Fremdunterbringung feststand, wurde die Entlassplanung eingeleitet und die Patientin konnte nach vier Monaten die stationäre Behandlung beenden. Zu diesem Zeitpunkt verletzte sich Anna noch ca. alle zwei Wochen einmalig, wobei sie sich eher oberflächlich ritzte. Die ambulante Weiterbehandlung wurde von der Patientin nach Entlassung aus dem stationären Rahmen auf eigenen Wunsch nach dem vierten Termin beendet, da sie diese als „unnötig" erlebte. Im Rahmen einer konsiliarischen Anfrage seitens der Kollegen aus der Erwachsenenpsychiatrie fand im Alter von 20 Jahren eine erneute Kontaktaufnahme statt. Zu diesem Zeitpunkt gab die Patientin an, nach der Entlassung drei weitere stationäre (kinder- und jugend)psychiatrische Behandlungsepisoden in wechselnden Häusern erlebt zu haben, ebenso wie eine Hauttransplantation, da die Vernarbungen an ihren Unterarmen die Beweglichkeit eingeschränkt hatten. Sie verletzte sich erneut täglich, nahm zum Zeitpunkt der Evaluation drei verschiedene atypische Antipsychotika sowie zwei verschiedene Antidepressiva ein, die jedoch aus Sicht der Patientin keine deutliche Wirkung zeigten.

5.2 Fallbeispiel 2: Britta, 14 Jahre

Die 14-jährige Britta wurde von einer Sportlehrerin zur niedergelassenen Therapeutin gebracht, die mit der Schule kooperiert. Anlass für die Vorstellung war, dass eine Mitschülerin sich das Schulheft von Britta ausgeborgt hatte, um die Hausaufgaben abzuschreiben, dabei hatte sie Zeichnungen von Selbstverletzungen und den Schriftzug „I hate myself and I want to die" entdeckt. Die Mitschülerin hatte daraufhin die Sportlehrerin, die ebenso Beratungslehrerin in der Schule ist, verständigt, die sich ebenfalls bereits Sorgen um Britta gemacht hatte, da sie auch im Sommer immer nur in langärmeligen Trainingsanzügen den Sportunterreicht absolvierte und Aufforderungen sich leichter zu kleiden ignoriert hatte. In der Vorstellungssituation konnte die Therapeutin zunächst mit Einverständnis Brittas auch deren Mutter zum Gespräch hinzuziehen. Diese zeigte sich zu Beginn schockiert und gab an, nichts von suizidalen Äußerungen oder NSSV bei ihrer Tochter bemerkt zu haben. Sie habe lediglich das Gefühl gehabt, dass Britta in den letzten drei Monaten zunehmend verschlossener geworden wäre, dies habe sie aber für ein gewöhnliches, „pubertäres" Verhalten gehalten. Sie forderte die Therapeutin zunächst auf, eine sofortige stationäre kinder- und jugendpsychiatrische Behandlung in die Wege zu leiten. Da sich jedoch kein Anhalt für eine akute Suizidalität zeigte, konnte die Mutter von der Therapeutin überzeugt werden, dass vorerst eine ambulante Behandlung eingeleitet werden sollte und es wurden einmal wöchentliche Gespräche vereinbart.

Anamnestisch wurde von Britta berichtet, dass diese im gemeinsamen Haushalt mit ihrem älteren Bruder (17 Jahre) und ihrer Mutter (39 Jahre; in Teilzeit als Kindergärtnerin tätig) lebe. Die Eltern seien getrennt, zum Vater (41 Jahre, Lehrer) bestehe zweiwöchentlich Besuchskontakt am Wochenende und an jedem Donnerstagnachmittag. Das Verhältnis der beiden Eltern habe sich nach der Trennung vor zwei Jahren wieder deutlich entspannt, Britta besuche ihren Vater gerne. Die häusliche Situation wird als mitunter konflikthaft beschrieben, jedoch werden in diesem Zusammenhang eher alterstypische Streitigkeiten über Ausgehzeiten, Besuche und schulische Lernanforderungen geschildert. Konflikte bestünden nie über mehrere Tage und könnten ohne Vermittlung Dritter innerfamiliär geklärt werden. Die Familienanamnese ist hinsichtlich psychischer Erkrankungen ansonsten leer. Britta besuche die 9. Klasse einer Realschule mit mittelmäßigen schulischen Leistungen, sie sei jedoch in keinem der Fächer versetzungsgefährdet. Britta berichtete, dass sie in der Schule verbalem und auch körperlichem Bullying durch Klassenkameraden ausgesetzt sei. Diese Situation bestehe seit ca. einem Jahr und habe sich verschlimmert, nachdem Klassenkameradinnen aufgefallen war, dass sie sich selber verletzte und diese sie seitdem als „Emo" tituliert hätten. NSSV komme in Anschluss an Situationen vor, in denen sich Britta wütend fühlte, besonders häufig nach Konflikten mit den Klassenkameraden. In den letzten drei Monaten vor der Vorstellung war es auch vermehrt zu Cyberbullying gekommen. In sozialen Medien seien vermehrt Gerüchte über sie in Umlauf gewesen, sie sei von Klassenkameradinnen und Unbekannten verspottet worden. Britta fühlte sich innerhalb der Klasse sehr isoliert, auch außerhalb der Schule gäbe es keinen Ansprechpartner, bis auf eine Chat-Partnerin in Neuseeland. Etwa drei Monate vor der Vorstellung habe Britta vier Stück eines Blutdruckmittels der Mutter in suizidaler Absicht geschluckt, was jedoch niemand bemerkt hätte. Britta schilderte, dass sie niemanden habe, mit dem sie über ihre Probleme sprechen könne. Sie habe sich auch von früher gern besuchten Freizeitaktivitäten (Tennisverein) zurückgezogen, da ihr die dortigen Jugendlichen zu oberflächlich erschienen seien.

Psychopathologischer Befund beim Erstkontakt

„Britta ist ein altersentsprechend entwickeltes, im Kontakt verschlossen wirkendes Mädchen, das dennoch bereitwillig über den Anlass der Vorstellung und seine Geschichte Auskunft gibt. Die Patientin ist bei vollem Bewusstsein und zu allen Qualitäten orientiert. Gestik intakt, sprachlicher Ausdruck unauffällig. Psychomotorisch wirkt Britta leicht verlangsamt. Britta beschreibt mitunter Angst davor zu haben, vor anderen frei sprechen zu müssen (Referate), diese Anforderungen jedoch dennoch nicht zu meiden. Es besteht kein Hinweis auf das Vorliegen einer Zwangssymptomatik. Die Stimmungslage wird von Britta als seit mehreren Wochen deutlich herabgesetzt geschildert. Einen konkreten Auslöser dafür kann die Patientin nicht benennen, schildert aber, dass durch Bullying in ihrer Klasse ihre Stimmung zusätzlich weiter negativ beeinflusst werde. Die Patientin berichtet von einer zunehmenden Antriebs- und Interesselosigkeit in den letzten zwei Monaten. Britta ist nur eingeschränkt affektiv modulierbar. Sie berichtet von gelegentlichen Suizidgedanken sowie einem Suizidversuch in der Vorgeschichte. Zum gegenwärtigen Zeitpunkt ist die Patientin von akuter Suizidalität jedoch glaubhaft distanziert, es besteht keine Suizidplanung. Britta berichtet von NSSV, das ca. dreimal pro Woche auftritt und vornehmlich zur Spannungsreduktion eingesetzt wird. Es besteht kein Hinweis auf das Vorliegen von Sinnestäuschungen, Ich-Erlebnisstörungen oder wahnhaftem Erleben. Die Patientin berichtet von reduziertem Appetit, kein Anhalt für eine Essstörungssymptomatik."

Zur weiteren Abklärung wurde mit Britta und deren Mutter Diagnostiktermine vereinbart. Die ärztliche Untersuchung ergab das Vorliegen multipler oberflächlicher Vernarbungen im Bereich des linken Unterarms, darüber hinaus bestand kein körperlicher pathologischer Befund. Zur Einschätzung einer depressiven Symptomatik im Eigenurteil wurde das Beck Depressions-Inventar II ausgegeben. Dabei zeigt sich mit 46 Punkten ein erhöhter Wert, der einen Hinweis auf das Vorliegen einer depressiven Symptomatik geben kann. Zusätzlich wurde zur Abgrenzung einer etwaigen Leistungsproblematik im schulischen Bereich ein WISC durchgeführt, der mit einem Gesamt-IQ von 97 ein Ergebnis im durchschnittlichen Bereich ergab. Zur Erfassung von Motiven von NSSV und zur Verwendung in der Therapieplanung wurde die deutsche Version des Ottawa Self-Injury Inventory ausgegeben. In der deskriptiven Auswertung wurde eine Funktion von NSSV im Rahmen der Spannungsreduktion deutlich („um Ärger loszuwerden"). Des Weiteren wurde von Britta angegeben, dass sie sich selbst verletze damit andere sehen, wie schlecht es ihr ginge („um anderen zu zeigen, wie verletzt oder „kaputt" ich bin").

In der Zusammenschau der Befunde und des klinischen Eindrucks waren bei Britta die Kriterien einer „mittelgradigen depressiven Episode" (ICD-10 F32.19 erfüllt.

Die Eltern willigten ebenso wie Britta in eine psychotherapeutische Behandlung ein. Es wurde zunächst der Rahmen der Behandlung definiert und Vereinbarungen für den Umgang mit evtl. auftretender Suizidalität per Kontrakt festgelegt. Als Behandlungsziele wurde die Reduktion von NSSV, eine Verbesserung der Stimmungslage sowie das Erlernen eines Umgangs mit Bullying-Situationen vereinbart. Zur Reduktion von NSSV wurde von Britta zunächst ein Selbstbeobachtungsbogen geführt, um Situationen zu identifizieren, in denen es zu NSSV gekommen war. Hier wurden vor allem Situationen geschildert, in denen sich Britta von ihren Klassenkolleginnen ausgegrenzt gefühlt hatte und es daraufhin zum Gefühl der hilflosen Verzweiflung bei Britta gekommen war, die durch NSSV beendet wurde. Es wurden hier alternative Bewältigungsstrategien im Sinne von Entspannungstechniken erlernt. Gemeinsam mit der Mutter und Britta wurde erarbeitet, woran sie schwierige Situationen bei ihre Tochter erkenne könnte, non-verbale Signale wurden vereinbart, sodass die Mutter Britta in schwierigen Situationen Alternativen anbieten konnte, ohne dass sich die Patientin verbal erklären musste, was von dieser als sehr aversiv erlebt worden war. Binnen drei Sitzungen in wöchentlichem Abstand konnte hier eine Reduktion von NSSV von zwei- bis dreimal pro Woche auf einmal in der Woche erzielt werden. Bezüglich der Verbesserung der depressiven Symptomatik wurde zunächst auf Methoden zur Aktivierung zurückgegriffen. Nach Psychoedukation über eine depressive Erkrankung und die Entstehungsbedingungen wurde die Notwendigkeit von Aktivierungsstrategien aufgezeigt. Freizeitaktivitäten wurden vorstrukturiert und positive Verstärker in den Alltag integriert. Im Sinne der kognitiven Umstrukturierung wurde an Brittas dysfunktionalen Gedanken („Mich kann man ohnehin nicht mögen", „Ich bin ein Freak und werde es nie zu etwas bringen") gearbeitet, wobei sich Britta vor allem empfänglich für die Methode des sokratischen Dialogs zeigte. Bezüglich der Bullying-Situation wurde gemeinsam mit der Patientin, der Mutter und auch der Vertrauenslehrerin eine Strategie erarbeitet. Nach einer Phase der Ambivalenz entschloss sich Britta dazu, gemeinsam mit ihrer Mutter im Internet veröffentlichte Drohungen und Beleidigungen gegen sie polizeilich anzuzeigen. Die daraufhin aufgenommenen Ermittlungen verliefen zwar ohne strafrechtliche Konsequenz, jedoch kam es bedingt durch die polizeiliche Nachfrage zu einem Sistieren des Cybermobbings. In der Schule wurde auf Initiative der Vertrauenslehrerin ein Workshop zum Thema Bullying initiiert, der v. a. die „Mitläufer" im Focus hatte. Es kam dadurch nicht zu einer schlagartigen Verbesserung, das Bullying wurde jedoch deutlich schwächer und schließlich ganz eingestellt, was, laut Britta, auch mit den in der Psychotherapie erlernten Strategien zum Umgang mit Bullying zu tun hatte. Sechs Wochen nach Aufnahme der ambulanten Therapie wurde das NSSV von Britta gänzlich eingestellt und nicht wieder aufgenommen. Diese Veränderung wurde auch von einer deutlichen Stimmungsverbesserung begleitet. Britta nahm, vorbesprochen als therapeutische Hausaufgabe, Kontakt zu ehemaligen Freundinnen aus dem Tennisverein auf und traf diese außerhalb des Vereins, was von ihr als überraschend positiv erlebt wurde. Die Behandlungsintervalle wurden nach der 20. Stunde ausgedehnt und nach der 25. Stunde beendet. In der Katamnese zeigte sich weiterhin kein NSSV, die depressive Episode war nicht erneut aufgetreten.

5.3 Fallbeispiel 3: Martin, 15 Jahre

Der 15-jährige Martin wachte nach einem Suizidversuch auf der Intensivstation einer Universitätskinderklinik auf. Er hatte am Vorabend eine unklare Menge verschiedenster Tabletten (Paracetamol, Aspirin, Ibuprofen, Valium) zusammen mit einer Flasche Wodka eingenommen. Zusätzlich hatte er sich mehrere tiefe Schnittwunden am linken Unterarm zugefügt. Seine Mutter war erst ein bis zwei Stunden später von einem Konzert nach Hause gekommen, hatte Martin schläfrig samt Tabletten und leerer Flasche in seinem Bett angetroffen und sofort den Notarzt alarmiert.

Im Konsiliargespräch mit dem diensthabenden Kinder- und Jugendpsychiater gab Martin an, Tabletten und Alkohol in suizidaler Absicht eingenommen zu haben. Er habe gestern Abend einfach alles nicht mehr ausgehalten und keinen anderen Ausweg mehr gesehen. Den Entschluss, Tabletten zu nehmen, habe er gestern Abend erst getroffen, nachdem seine Freundin während eines heftigen Streits mit ihm Schluss gemacht habe. Er habe sich daraufhin mehrmals am Arm selbst verletzt, was er relativ häufig tue und ihn meistens auch wieder beruhige. Gestern habe dies aber nicht gewirkt, sodass er zunächst immer tiefer geritzt habe. Irgendwann sei er so verzweifelt geworden, dass er die Tabletten aus dem Medikamentenschrank der Mutter zusammen mit einer Flasche Wodka eingenommen habe. Er verstehe jetzt, dass das Unsinn gewesen sei, und sei natürlich froh, noch am Leben zu sein. Suizidgedanken habe er gar keine mehr und wolle daher gerne so schnell wie möglich nach Hause. Er denke auch nicht, dass ihm eine „Therapie oder so" irgendwie helfen könne.

Aufgrund der Schwere des Suizidversuchs und bei deutlicher Bagatellisierungstendenz des Patienten wurde Martin noch am gleichen Tag (gegen seinen Willen) auf die geschützte Station der Klinik für Kinder- und Jugendpsychiatrie verlegt. Nachdem er hier die ersten zwei Tage sehr zurückgezogen und wortkarg auftrat, öffnete er sich dem Pflegepersonal und der behandelnden Ärztin zunehmend, sodass in den folgenden Tagen ein besseres Verständnis von Martins Symptomatik und seiner Lebensgeschichte erzielt werden konnte.

Martin sei ein „Unfall" gewesen, den die Mutter (33 Jahre, Altenpflegerin) im Alter von 18 Jahren bekommen habe. Martins Mutter und sein leiblicher Vater (35 Jahre, Steuerfachangestellter) seien vor der Schwangerschaft erst wenige Monate zusammen gewesen, und hätten sich auch bereits während der Schwangerschaft wieder getrennt. Er habe seitdem immer bei seiner Mutter gelebt, sein Vater zahle zwar Alimente, regelmäßiger Kontakt bestehe zwischen Martin und ihm aber nicht.

Als Martin 5 Jahre alt gewesen sei, habe seine Mutter dann seinen ersten Stiefvater (40 Jahre, Bauarbeiter) geheiratet. Mit ihm sei es von Anfang an sehr schwierig gewesen, da dieser Martin eigentlich abgelehnt habe und von ihm möglichst wenig mitbekommen wollte. Anfänglich habe Martin ihn lediglich als sehr streng erlebt. So durfte er zum Beispiel zu Hause nie laut sein und musste immer abends ab 19 Uhr in seinem Zimmer bleiben, in das der Stiefvater ihn auch häufig eingesperrt habe. Auch habe es viel Streit zwischen dem Stiefvater und seiner Mutter gegeben, sein Stiefvater habe dann immer gesagt, dass alles nur an ihm liege und dass alle glücklich wären, wenn es ihn nicht gäbe. Die Wochenenden habe Martin meist bei seiner Großmutter mütterlicherseits verbracht, da sein Stiefvater ihn nicht im Haus haben wollte. Das sei auch gut gewesen, denn seine Oma habe Martin über alles geliebt und gerne Zeit mit ihr verbracht. In den kommenden Jahren habe sein Stiefvater dann zunehmend mit dem Trinken angefangen und die Konflikte zu Hause seien zunehmend eskaliert. Abends habe der Stiefvater seine Mutter und ihn immer wieder verprügelt, seine Mutter habe sogar einmal stationär ins Krankenhaus gemusst, weil er sie die Treppe herunter gestoßen hatte. Martin habe damals in der Grundschule starke Konzentrationsprobleme gehabt und sei aggressiv gegenüber anderen Mitschülern gewesen. Lediglich an den Wochenenden habe er sich bei der Oma erholen können, aber auch diese seien zunehmend durch die Sorge um die Mutter, die dann mit dem Stiefvater alleine war, getrübt gewesen. Im Alter von 9 Jahren habe seine Mutter ihn eines Sonntags mit einem Mietauto und zwei Koffern von der Oma abgeholt und sei mit ihm in eine neue Wohnung gezogen, den Stiefvater habe er seitdem nie wieder gesehen.

Die weitere Zeit sei ebenfalls sehr schwierig gewesen, da Martins Mutter sehr viel im Schichtdienst gearbeitet habe. Wenn sie dann zu Hause gewesen sei, habe Martin sie meist als erschöpft und traurig erlebt. Mit Freude könne sich Martin an die viele

Zeit bei der Oma erinnern, die sich während der Spät- und Nachtdienste der Mutter immer um ihn gekümmert habe. Da seine Mutter und Oma sich nach der Trennung vom Stiefvater wieder besser verstanden und auch im selben Wohnviertel gewohnt hätten, sei dies auch ganz einfach möglich gewesen. Seine Oma habe ihn immer getröstet, wenn er traurig gewesen sei und sie habe ihm bei den Schulaufgaben geholfen und mit ihm gespielt. Manchmal durfte er sogar Freunde von der Schule mitbringen und sie habe für ihn immer Geburtstagsfeiern organisiert. Vor 2 Jahren, Martin war inzwischen auf der Realschule, sei dann bei der Oma Bauchspeicheldrüsenkrebs diagnostiziert worden und sie sei 6 Monate später verstorben. Martin sei bis heute traurig und wütend über den Tod der Oma, die damals auch nur 55 Jahre alt gewesen sei. Kurze Zeit nach dem Tod der Oma sei Martin mit seiner Mutter in das Haus seines zweiten Stiefvaters gezogen (38 Jahre, Lehrer), und ein Jahr danach sei seine kleine Stiefschwester (1 Jahr alt) geboren worden. Sein zweiter Stiefvater sei „eigentlich ganz in Ordnung" und seine kleine Schwester liebe er über alles, jedoch habe er immer häufiger das Gefühl, in der „neuen" Familie irgendwie überflüssig zu sein, und allen nur Sorge und Kummer zu bereiten.

Mit dem „Ritzen" habe Martin das erste Mal in den Wochen nach dem Tod der Oma begonnen. Er habe seit dieser Zeit häufig ganz plötzlich Stimmungseinbrüche, in denen er sich wertlos und ungeliebt fühle und die meistens von großer Traurigkeit, Angst, aber auch einem Gefühl von Unwirklichkeit und Taubheit begleitet seien. Zunächst habe er nur festgestellt, dass es ihm helfe, seine Faust gegen die Wand zu schlagen oder sich aufzukratzen. Wenig später habe er dann die Haut mit spitzen Gegenständen blutig gekratzt und sich bald darauf Rasierklingen besorgt. In den letzten Monaten habe er sich ca. zwei- bis dreimal pro Woche geschnitten. Sowohl zu Hause als auch in der Schule habe er deshalb zunehmend Probleme. Seine Mutter mache sich zwar große Sorgen um ihn, könne die Selbstverletzungen aber nicht nachvollziehen und habe in den letzten Monaten zunehmend versucht, ihn deswegen zu kontrollieren und ihn dafür zu bestrafen. Sein Stiefvater sei der Meinung, Martin verletze sich selbst, damit er mehr Aufmerksamkeit bekomme, weil er auf seine kleine Schwester eifersüchtig sei. In der Schule seien die Noten immer schlechter geworden, was zusätzlich zu Streitigkeiten zu Hause führe. Auch würden ihn seine Klassenkameraden immer mehr wegen seiner Selbstverletzung und seines Kleidungsstils ausgrenzen und ihn als „Emo" oder auch „Psycho" beschimpfen. Da er aufgrund dieser Probleme immer wieder die Schule geschwänzt habe und sich auch mehrfach mit Mitschülern geprügelt habe, drohe ihm nun auch noch ein Schulverweis. Trost und Halt habe Martin in den letzten Monaten häufig bei seiner Freundin gefunden. Diese könne ihn verstehen, weil sie ähnliche Probleme habe. Allerdings sei die Beziehung auch von Anfang an mit viel Streit und Eifersucht belastet gewesen. Manchmal könnten sie sich gegenseitig aufbauen, aber manchmal zögen sie sich auch einfach nur gegenseitig runter. Besonders problematisch sei, dass sie beide so emotional seien, dass sie sich im Streit immer sehr stark verletzten, und sich auch schon mehrfach gegenseitig geschlagen hätten. Aufgrund der gesamten Probleme habe Martin bereits seit 1 bis 2 Jahren immer wieder Gedanken an den Tod gehabt. Jedoch seien diese Gedanken erst in den letzten Monaten manchmal konkreter geworden, vor allem weil Martin manchmal nicht mehr glaube, dass sein Leben nochmals besser verlaufen könne. Einen Suizidversuch habe Martin jedoch noch nie unternommen.

Martin wurde nach einer Woche auf eigenen Wunsch und bei klarer Distanzierung von akuter Suizidalität wieder nach Hause entlassen. Er willigte jedoch ein, in der hauseigenen Spezialambulanz an der Dialektisch-behavioralen Therapie (DBT) teilzunehmen, die aus 25 Stunden individueller Psychotherapie sowie 20 Stunden Fertigkeitengruppe bestand.

In den ersten 2 Monaten der Therapie stand die Behandlung immer wieder auf der Kippe. Zwar ging Martin regelmäßig in die Schule und konnte sich glaubhaft von Suizidalität distanzieren, es fehlte ihm jedoch an ausreichendem Commitment für eine Reduktion der Selbstverletzung sowie das Einhalten von Regeln, wie der regelmäßigen Therapieteilnahme, dem pünktlichen Erscheinen zur Therapie oder der störungsfreien Mitarbeit in der Fertigkeitengruppe. Durch beständige Commitment-Arbeit im Rahmen der Einzeltherapie, in der die Vor- und Nachteile der Selbstverletzung sorgfältig abgewogen, kleine Therapieziele vertraglich festgehalten wurden und die Notwendigkeit aber auch Sinnhaftigkeit der Regeln immer wieder besprochen wurde, konnte Martin letztlich die folgenden Therapieziele für sich benennen und mit der Einzeltherapeutin vereinbaren: Reduktion bis hin zur Beendigung der Selbstverletzung, Kontrolle von Wut und anderen Emotionen, Verbesserung der Beziehungen zu seiner Familie und anderen Jugendlichen.

Nachdem Martin sich für ein klareres „Ja“ zur Arbeit an Selbstverletzungen und aggressiven Impulsdurchbrüchen entschieden hatte, konnte er zunehmend Fertigkeiten zur Stresstoleranz und Emotionsregulation, die er bereits in der Fertigkeitengruppe zur Kenntnis genommen hatte, in seinen Alltag integrieren. Mit Hilfe eines Wochenprotokolls konnten wesentliche Trigger seiner Anspannungszustände identifiziert werden, zum Beispiel wenn er sich zurückgewiesen fühlte oder wenn er zu sehr seinen Gedanken über die Vergangenheit nachhing und die Bilder seines ersten Stiefvaters in ihm hochkamen. Mit anti-dissoziativen Techniken schaffte es Martin in solchen Situationen zunehmend die Kontrolle zu behalten, um sich dann mit gezielten Ablenkungsstrategien Zeit zu verschaffen, sich durch wohltuende Aktivitäten zu beruhigen oder sich einfach bei jemand anderem Hilfe zu suchen. Während es Martin zunächst nur in weniger belastenden Situationen gelang, auf Selbstverletzungen zu verzichten, konnte er gegen Ende der Therapie in zunehmend herausfordernden Lebenslagen auf diese Fertigkeiten zurückgreifen und dadurch sein Verhalten kontrollieren. Etwa 5 Monate nach Beginn der DBT berichtete Martin seiner Therapeutin stolz, dass er sich nun seit einem Monat nicht mehr geritzt habe, und das obwohl er erst diese Woche sogar einen heftigen Streit mit seiner Mutter gehabt habe.

Im Hinblick auf seine Beziehungen gestaltete sich die ambulante Therapie ebenfalls alles andere als komplikationslos. Martin war zunächst nur wenig bereit, nach seinem Suizidversuch bei seinen Eltern für erneutes Vertrauen zu werben. Bereits Nachfragen nach seinem Befinden wertete er als unerlaubte Einmischung in sein Privatleben und zog sich innerhalb der Familie zunehmend zurück. Auch scheiterte der Versuch eines regelmäßigen Schulbesuchs an seiner alten Schule, da Martin nach seinem kinder- und jugendpsychiatrischen Klinikaufenthalt mit zunehmenden sozialen Ängsten im Hinblick auf seine Mitschüler zu kämpfen hatte. Immer wieder eskalierten die Konflikte zu Hause und führten im Nachklang zu schweren Selbstverletzungen, die zu Beginn der Therapie sogar teilweise chirurgisch versorgungsbedürftig waren. Nach den ersten 4 Wochen der ambulanten Behandlung wurde daher ein „runder Tisch“ mit Martin, den Eltern, einer Vertreterin des Jugendamtes sowie der behandelnden Therapeutin einberufen. Das Gespräch war schwierig, sowohl von Seiten Martins aber auch bei der Mutter war ein hoher Leidensdruck deutlich spürbar. Aufgrund der zugespitzten Situation wurde ein temporärer Auszug von Martin in eine Jugendhilfeeinrichtung vor Ort beschlossen, die Wochenenden sollte Martin weiterhin bei seiner Familie verbringen. Gleichzeitig stimmte Martin einem Schulwechsel auf eine andere Realschule zu.

Der Umzug in die Jugendhilfeeinrichtung, zusammen mit dem Wechsel der Schule, ermöglichte in diesem Fall allen Beteiligten einen Neuanfang. Martin war in der Lage, sich mit Hilfe der Therapie besser an die Regeln der jeweiligen Institutionen zu halten und auch in die neuen Peer-Gruppen zu integrieren. Auf expliziten Wunsch fanden in der Folgezeit immer wieder gemeinsame Gespräche mit Martin und seiner Mutter statt, in denen an der aktuellen Beziehung gearbeitet wurde, zum Beispiel durch das Trainieren validierender Gesprächsführung oder durch die bewusste Thematisierung von jugendspezifischen Dilemmata. Auch konnte in diesen Gesprächen ein zunehmender Prozess der gemeinsamen Vergangenheitsbewältigung eingeleitet werden, sowohl Martin als auch seine Mutter schafften es, ein gewisses Verständnis für die jeweilige Situation in verschiedenen Lebensphasen zu entwickeln und einander zu akzeptieren.

Gegen Ende der Therapie besuchte Martin regelmäßig die 10. Klasse seiner neuen Realschule und lernte auf die bevorstehenden Abschlussprüfungen. Für die Zeit nach der Realschule plante er bereits eine Ausbildung zum Krankenpfleger. Er wohnte weiterhin in der Jugendhilfeeinrichtung und wollte sich nach seinem Abschluss für eine betreute Wohngemeinschaft bewerben. An den Wochenenden war er jedoch meistens zu Hause, wo er am liebsten Zeit mit seiner kleinen Schwester verbrachte. Auch wenn sein Leben keineswegs krisenfrei war, so konnte er diesen Krisen ohne Selbstverletzungen begegnen und hatte gelernt, sie zu überstehen. Er dachte darüber nach in der weiteren Zukunft noch eine Traumatherapie zu machen, um die zugrunde liegenden Ursachen seiner dissoziativen Zustände und Nachhallerinnerung zu bearbeiten.

6 Literatur

American Psychiatric Association (2013). *Diagnostic and statistical manual of mental disorders (DSM-5)*. Arlington, VA: American Psychiatric Association.

American Psychiatric Association/Falkai, P. et al. (2015). *Diagnostisches und Statistisches Manual Psychischer Störungen (DSM-5®)*. Göttingen: Hogrefe.

Andover, M. S., Morris, B. W., Wren, A. & Bruzzese, M. E. (2012). The co-occurrence of non-suicidal self-injury and attempted suicide among adolescents: distinguishing risk factors and psychosocial correlates. *Child and Adolescent Psychiatry and Mental Health, 6*, 11. http://doi.org/10.1186/1753-2000-6-11

Angleitner, A., Ostendorf, F. & Riemann, R. (2001). *DAPP-BQ. Dimensional Assessment of Personality Pathology – Basic Questionnaire – deutsche Fassung (PSYNDEX Tests Info)*. Bielefeld: Universität Bielefeld, Abteilung für Psychologie.

Arbeitsgruppe Deutsche Child Behavior Checklist (1998). *Fragebogen für Jugendliche; deutsche Bearbeitung der Youth Self-Report Form der Child Behavior Checklist (YSR). Einführung und Anleitung zur Handauswertung*. 2. Auflage mit deutschen Normen, bearbeitet von M. Döpfner, J. Plück, S. Bölte, K. Lenz, P. Melchers & K. Heim. Köln: Arbeitsgruppe Kinder-, Jugend- und Familiendiagnostik (KJFD).

Asarnow, J. R., Porta, G., Spirito, A., Emslie, G., Clarke, G., Wagner, K. D. et al. (2011). Suicide attempts and nonsuicidal self-injury in the treatment of resistant depression in adolescents: findings from the TORDIA study. *Journal of the American Academy of Child and Adolescent Psychiatry, 50*, 772–781. http://doi.org/10.1016/j.jaac.2011.04.003

Barrocas, A. L., Hankin, B. L., Young, J. F. & Abela, J. R. Z. (2012). Rates of nonsuicidal self-injury in youth: Age, sex, and behavioral methods in a community sample. *Pediatrics, 130*, 39–45. http://doi.org/10.1542/peds.2011-2094

Bateman, A. & Fonagy, P. (2010). Mentalization based treatment for borderline personality disorder. *World Psychiatry, 9*(1), 11–15.

Böhme, R., Fleischhaker, C., Mayer-Bruns, F. & Schulz, E. (2002). *Dialektisch-Behaviorale Therapie für Jugendliche (DBT-A). Therapiemanual*. Freiburg i. Br.: Universität Freiburg, Abteilung für Psychiatrie und Psychotherapie im Kindes- und Jugendalter.

Bohus, M., Haaf, B., Simms, T., Limberger, M. F., Schmahl, C., Unckel, C. et al. (2004). Effectiveness of inpatient dialectical behavioral therapy for borderline personality disorder: a controlled trial. *Behaviour Research and Therapy, 42*(5), 487–499.

Bohus, M. & Höschel, K. (2006). Die Dialektisch-Behaviorale Psychotherapie. In A. Remmel, O. Kernberg, W. Vollmoeller & B. Strauss (Hrsg.), *Handbuch Körper und Persönlichkeit* (S. 255–271). Stuttgart: Schattauer.

Bohus, M. & Schmahl, C. (2006). Borderline-Persönlichkeitsstörung. Diagnostik, Epidemiologie, Verlauf, Prognose und Psychopathologie. In A. Remmel, O. Kernberg, W. Vollmoeller & B. Strauss (Hrsg.), *Handbuch Körper und Persönlichkeit* (S. 102–113). Stuttgart: Schattauer.

Bolm, T., Dulz, B. & Thomasius, R. (2002). Stationäre Therapie von Borderline-Patienten. *Persönlichkeitsstörungen: Theorie und Praxis, 6*, 416.

Brent, D. A., Emslie, G., Clarke, G., Asarnow, J., Spirito, A., Ritz, L. et al. (2009b). Predictors of spontaneous and systematically assessed suicidal adverse events in the treatment of SSRI-resistant depression in adolescents (TORDIA) study. *American Journal of Psychiatry, 166*, 418–426. http://doi.org/10.1176/appi.ajp.2008.08070976

Brent, D. A., Greenhill, L. L., Compton, S., Emslie, G., Wells, K., Walkup, J. T. & Turner, J. B. (2009a). The treatment of adolescent suicide attempters study (TASA): predictors of suicidal events in an open treatment trial. *Journal of the American Academy of Child and Adolescent Psychiatry, 48*, 987–996. http://doi.org/10.1097/CHI.0b013e3181b5dbe4

Briere, J. & Gil, E. (1998). Self-mutilation in clinical and general population samples: prevalence, correlates, and functions. *American Journal of Orthopsychiatry, 68*, 609–620. http://doi.org/10.1037/h0080369

Brunner, R., Kaess, M., Parzer, P., Fischer, G., Carli, V., Hoven, C. W. et al. (2014). Life-time prevalence and psychosocial correlates of adolescent direct self-injurious behavior: A comparative study of findings in 11 European countries. *Journal of Child Psychology and Psychiatry, 55*(4), 337–348. http://doi.org/10.1111/jcpp.12166

Brunner, R., Parzer, P., Haffner, J., Steen, R., Roos, J., Klett, M. & Resch, F. (2007). Prevalence and psychological correlates of occasional and repetitive Deliberate Self-Harm in adolescents. *Archives of Pediatrics and Adolescent Medicine, 161*, 641–49. http://doi.org/10.1001/archpedi.161.7.641

Brunner, R. & Resch, F. (Hrsg.). (2008). *Borderline-Störungen und selbstverletzendes Verhalten bei Jugendlichen. Ätiologie, Diagnostik und Therapie*. Göttingen: Vandehoeck & Ruprecht.

Chanen, A. M., Jackson, H. J., McCutcheon, L. K., Jovev, M., Dudgeon, P., Yuen, H. P. et al. (2008). Early intervention for adolescents with borderline personality disorder using Cognitive Analytic Therapy: a randomised controlled trial. *British Journal of Psychiatry, 193*, 477–484. http://doi.org/10.1192/bjp.bp.107.048934

Cierpka, M., Strack, M., Benninghoven, D., Staats, H., Dahlbender, R., Pokomy, D. et al. (1998). Stereotypical relationship patterns and psychopathology. *Psychotherapy and Psychosomatics, 67*, 241–248.

Claes, L., Houben, A., Vandereycken, W., Bijttebier, P. & Muehlenkamp, J. (2010). Brief report: the association between non-suicidal self-injury, self-concept and acquaintance with self-injurious peers in a sample of adolescents. *Journal of Adolescence, 33*(5), 775–778. http://doi.org/10.1016/j.adolescence.2009.10.012

Claes, L., & Muehlenkamp, J. J. (2014). Non-suicidal self-injury and eating disorders: Dimensions of self-harm. In *Non-Suicidal Self-Injury in Eating Disorders* (pp. 3–18). Berlin, Heidelberg: Springer.

Clarkin, J. F., Foelsch, P. A., Levy, K. N., Hull, J. W., Delaney, J. C. & Kernberg, O. F. (2001). The development of a psychodynamic treatment for patients with Borderline Personality Disorder: A preliminary study of behavioral change. *Journal of Personality Disorders, 15*(6), 487–495. http://doi.org/10.1521/pedi.15.6.487.19190

Cloutier, P. F. & Humphreys, L. (2009). Measurement of nonsuicidal self-injury in adolescents. In M. K. Nixon & N. L. Heath (Eds.), *Self-injury in youth: The essenzial guide to assessment and intervention* (pp. 115–142). New York: Taylor & Francis Group.

Cloutier, P. & Nixon, M. (2003). The Ottawa Self-Injury Inventory: A preliminary evaluation. *European Child & Adolescent Psychiatry, 12* (Suppl. 1), I/94.

Döpfner, M., Berner, W., Flechtner, H., Lehmkuhl, G. & Steinhausen, H.-C. (1999). *Psychopathologisches Befund-System für Kinder und Jugendliche (CASCAP-D)*. Göttingen: Hogrefe.

Döpfner, M. & Petermann, F. (2012). *Diagnostik psychischer Störungen im Kindes- und Jugendalter* (3., überarb. Aufl.). Göttingen: Hogrefe.

Dougherty, D. M., Mathias, C. W., Marsh-Richard, D. M., Prevette, K. N., Dawes, M. A., Hatzis, E. S. et al. (2009). Impulsivity and clinical symptoms among adolescents with non-suicidal self-injury with or without attempted suicide. *Psychiatry Research, 169*, 22–27. http://doi.org/10.1016/j.psychres.2008.06.011

Evans, E., Hawton, K., & Rodham, K. (2005). In what ways are adolescents who engage in self-harm or experience thoughts of self-harm different in terms of help-seeking, communication and coping strategies? *Journal of Adolescence, 28*(4), 573–587.

Evans, K., Tyrer, P., Catalan, U., Schmidt, K., Davidson, J., Dent, P. et al. (1999). Manual-assisted cognitive-behaviour therapy (MACT): a randomized controlled trial of a brief intervention with bibliotherapy in the treatment of recurrent deliberate self-harm. *Psychological Medicine, 29*(1), 19–25. http://doi.org/10.1017/S003329179800765X

Favazza, A. R. (1992). *Bodies under siege: Self mutilation and body modification in culture and psychiatry*. Baltimore, MD: John Hopkins University Press.

Favazza, A. R. (1998). The coming of age of self-mutilation. *Journal of Nervous and Mental Disease, 186*, 259–268. http://doi.org/10.1097/00005053-199805000-00001

Fegert, J. M., Eggers, C. & Resch, F. (Hrsg.) (2012). *Psychiatrie und Psychotherapie des Kindes- und Jugendalters* (2. Aufl.). Berlin: Springer. http://doi.org/10.1007/978-3-642-19846-5

Fegert, J. M. & Kölch, M. (2011). *Klinikmanual Kinder- und Jugendpsychiatrie*. Heidelberg: Springer Verlag. http://doi.org/10.1007/978-3-540-68319-3

Fegert, J. M., Libal, G. & Plener, P. L. (2005). *Selbstverletzungs-Inventar*. Unveröffentlichtes Manuskript, Universität Ulm.

Fischer, G., Ameis, N., Parzer, P., Plener, P. L., Groschwitz, R., Vonderlin, E., Kölch, M., Brunner, R. & Kaess, M. (2014). The German version of the self-injurious thoughts and behaviors interview (SITBI-G): a tool to assess non-suicidal self-injury and suicidal behavior. *BMC Psychiatry, 14*, 265. http://doi.org/10.1186/s12888-014-0265-0

Fischer, G., Brunner, R., Parzer, P., Resch, F. & Kaess, M. (2013). Short-term psychotherapeutic treatment in adolescents engaging in non-suicidal self-injury: a randomized controlled trial. *Trials, 14*(1), 294. http://doi.org/10.1186/1745-6215-14-294

Fisher, H. L., Moffitt, T. E., Houts, R. M., Belsky, D. W., Arseneault, L. & Caspi, A. (2012). Bullying victimisation and risk of self harm in early adolescence: longitudinal cohort study. *British Medical Journal, 344*, 2683. http://doi.org/10.1136/bmj.e2683

Fleischhaker, C., Böhme, R., Sixt, B., Brück, C., Schneider, C. & Schulz, E. (2011). Dialectical Behavioral Therapy for Adolescents (DBT-A): a clinical trial for patients with suicidal and self-injurious behavior and borderline symptoms with a one-year follow-up. *Child and Adolescent Psychiatry and Mental Health, 5*, 3. http://doi.org/10.1186/1753-2000-5-3

Fleischhaker, C., Munz, M., Böhme, R., Sixt, B. & Schulz, E. (2006). Dialectical Behaviour Therapy for Adolescents (DBT-A) – a pilot study on the therapy of suicidal, parasuicidal, and self-injurious behaviour in female patients with a borderline disorder. *Zeitschrift für Kinder- und Jugendpsychiatrie und Psychotherapie, 34*, 15–25.

Fleischhaker, C., Sixt, B. & Schulz, E. (2010). *DBT-A. Dialektisch-behaviorale Therapie für Jugendliche*. Berlin: Springer.

Fliege, H., Kocalevent, R. D., Walter, O. B., Beck, S., Gratz, K. L., Gutierrez, P. M. & Klapp, B. F. (2006). Three assessment tools for deliberate self-harm and suicide behavior: evaluation and psychopathological correlates. *Journal of Psychosomatic Research, 61*, 113–121. http://doi.org/10.1016/j.jpsychores.2005.10.006

Fliege, H., Lee, J. R., Grimm, A. & Klapp, B. F. (2009). Risk factors and correlates of deliberate self-harm behavior: a systematic review. *Journal of Psychosomatic Research, 66*(6), 477–493. http://doi.org/10.1016/j.jpsychores.2008.10.013

Foelsch, P. A., Odom, A. E., Arena, H., Borzutuzky, A., Schmeck, K. & Schlüter-Müller, S. (2013). *Behandlung von Jugendlichen mit Identitätsstörungen (AIT). Ein integratives Therapiekonzept für Persönlichkeitsstörungen*. Heidelberg: Springer. http://doi.org/10.1007/978-3-642-38394-6

Foelsch, P. A., Schlüter-Müller, S., Schmeck, K. & Kernberg, O. F. (2008). Behandlung von Adoleszenten mit Identitätsdiffusion. Eine Modifikation der Übertragungsfokussierten Psychotherapie (TFP). *Psychodynamische Psychotherapie, 12*, 153–162.

Fonagy, P., Gergely, G., Jurist, E., & Target, M. (2002). *Affect regulation, mentalization and the development of the self*. New York: Other Press.

Fortune, S., Sinclair, J. & Hawton, K. (2008a). Adolescents' views on preventing self-harm. A large community study. *Social Psychiatry and Psychiatric Epidemiology, 43*, 96–104. http://doi.org/10.1007/s00127-007-0273-1

Fortune, S., Sinclair, J. & Hawton, K. (2008b). Help-seeking before and after episodes of self-harm: a descriptive study in school pupils in England. *BMC Public Health, 8*, 369. http://doi.org/10.1186/1471-2458-8-369

Fruzzetti, A. E., Shenk, C. & Hoffman, P. D. (2005). Family interaction and the development of borderline personality disorder: A transactional model. *Development and Psychopathology, 17*, 1007–1030. http://doi.org/10.1017/S0954579405050479

Glenn, C. R. & Klonsky, E. D. (2009). Social context during non-suicidal self-injury indicates suicide risk. *Personality and Individual Differences, 46*, 25–29. http://doi.org/10.1016/j.paid.2008.08.020

Glenn, C. R. & Klonsky, E. D. (2011). Prospective prediction of nonsuicidal self-injury: a 1-year longitudinal study in young adults. *Behavior Therapy, 42*, 751–762. http://doi.org/10.1016/j.beth.2011.04.005

Glenn, C. R. & Klonsky, E. D. (2013). Nonsuicidal self-injury disorder: an empirical investigation in adolescent psychiatric patients. *Journal of Clinical Child & Adolescent Psychology, 42*(4), 496–507. http://doi.org/10.1080/15374416.2013.794699

Good, C. R. (2006). Adjunctive Quetiapine targets self-harm behaviors in adolescent females with major depressive disorder. *Journal of Child and Adolescent Psychopharmacology, 16*, 235–236. http://doi.org/10.1089/cap.2006.16.235

Goodyer, I., Dubicka, B., Wilkinson, P., Kelvin, R., Roberts, C., Byford, S. et al. (2007). Selective serotonin reuptake inhibitors (SSRIs) and routine specialist care with and without cognitive behaviour therapy in adolescents with major depression: Randomised controlled trial. *British Medical Journal, 335*, 142–150. http://doi.org/10.1136/bmj.39224.494340.55

Goth, K. & Schmeck, K. (2009). *Junior Temperament und Charakter Inventar (JTCI)*. Göttingen: Hogrefe.

Gould, M. S., Marrocco, F. A., Kleinman, M., Thomas, J. G., Mostkoff, K., Cote, J. & Davies, M. (2005). Evaluating iatrogenic risk of youth suicide screening programs: a randomized controlled trial. *Journal of the American Medical Association, 293*, 1635–1643. http://doi.org/10.1001/jama.293.13.1635

Graff, H. & Mallin, R. (1967). The syndrome of the wrist cutter. *American Journal of Psychiatry, 124*, 36–42.

Gratz, K. (2001). Measurement of deliberate self-harm: preliminary data on the Deliberate Self-Harm Inventory. *Journal of Psychopathology and Behavioral Assessment, 23*, 253–263. http://doi.org/10.1023/A:1012779403943

Groschwitz, R. C., Bonenberger, M., Plener, P. L., Böge, I. & Petermann, F. (2014). Instrumente zur standardisierten Diagnostik von nichtsuizidalem selbstverletzendem Verhalten (NSSV) im deutschen Sprachraum. *Zeitschrift für Psychiatrie, Psychologie und Psychotherapie, 62*, 65–73. http://doi.org/10.1024/1661-4747/a000179

Groschwitz, R. C. & Plener, P. L. (2012). The neurobiology of non-suicidal. *Suicidology Online, 3*, 24–32.

Gutierrez, P. M., Osman, A., Barrios, F. X. & Kopper, B. A. (2001). Development and inizial validation of the Self-Harm Behavior Questionnaire. *Journal of Personality Assessment, 77*, 475–490. http://doi.org/10.1207/S15327752JPA7703_08

Hankin, B. L. & Abela, J. R. Z. (2011). Nonsuicidal self-injury in adolescence: Prospective rates and risk factors in a 2 ½ year longitudinal study. *Psychiatry Research, 186*, 65–70. http://doi.org/10.1016/j.psychres.2010.07.056

Hawton, K., Bergen, H., Casey, D., Simkin, S., Palmer, B., Cooper, J. et al. (2007). Self-harm in England: a tale of three cities. *Social Psychiatry and Psychiatric Epidemiology, 42*(7), 513–521.

Hawton, K., Haw, C., Houston, K. & Townsend, E. (2002). Family history of suicidal behaviour: prevalence and significance in deliberate self-harm patients. *Acta Psychiatrica Scandinavica, 106*, 387–393.

Hawton, K., Townsend, E., Arensman, E., Gunnell, D., Hazell, P., House, A. & van Heeringen, K. (2000). *Psychosocial and pharmacological treatments for deliberate self harm*. Retrieved May 23, 2014, from http://summaries.cochrane.org/CD001764/psychosocial-and-pharmacological-treatments-for-deliberate-self-harm

Hay, C. & Meldrum, R. (2010). Bullying victimization and adolescent self-harm: testing hypotheses from general strain theory. *Journal of Youth and Adolescence, 39*, 446–459. http://doi.org/10.1007/s10964-009-9502-0

Heath, N. L. & Nixon, M. K. (2009). Assessment of nonsuicidal self-injury in youth. In M. K. Nixon & N. L. Heath, (Eds.), *Self-injury in youth* (pp. 143–171). New York: Routledge.

Henze, R., Barth, J., Parzer, P., Bertsch, K., Lenzen, C., Herpertz, S. et al. (2013). Validierung eines Screening-Instruments zur Borderline-Persönlichkeitsstörung im Jugend- und im jungen Erwachsenenalter. Gütekriterien und Zusammenhang mit dem Selbstwertgefühl der Patienten. *Fortschritte der Neurologie und Psychiatrie, 81*, 324–330. http://doi.org/10.1055/s-0033-1335408

Herpertz, S. (1995). Self-injurious behaviour. Psychopathological and nosological characteristics in subtypes of self-injurers. *Acta Psychiatrica Scandinavica, 91*, 57–68. http://doi.org/10.1111/j.1600-0447.1995.tb09743.x

Herpertz, S. & Sass, H. (1994). Open self-injury behavior. *Der Nervenarzt, 65*, 296–306.
Herpertz, S. C. (2009). *Praxisleitlinien in Psychiatrie und Psychotherapie – Persönlichkeitsstörungen*. Heidelberg: Steinkopff.
Holinger, P. C. (1979). Violent deaths among the young: Recent trends in suicide, homicide, and accidents. *American Journal of Psychiatry, 136*, 1144–1147.
Holz, B. (2007). *Die Borderline-Störung bei Kindern und Jugendlichen: Im Arbeitsfeld von Psychiatrie und Jugendhilfe*. Saarbrücken: VDM Verlag Dr. Müller.
In-Albon, T., Plener, P. L., Brunner, R. & Kaess, M. (2015). *Ratgeber Selbstverletzendes Verhalten (Ratgeber Kinder- und Jugendpsychotherapie)*. Göttingen: Hogrefe.
In-Albon, T., Ruf, C. & Schmid, M. (2013). Clinical and diagnostic correlates of NSSI. *Psychiatry Journal*. Retrieved May 23, 2014, from http://doi.org/10.1155/2013/159208
In-Albon, T. & Schmid, M. (2012). Selbstverletzendes Verhalten im Kindes- und Jugendalter. In G. Meinlschmidt, S. Schneider & J. Margraf (Hrsg.), *Lehrbuch der Verhaltenstherapie. Materialien für die Psychotherapie* (Bd. 4, S. 769–782). Berlin: Springer.
Jacobson, C. M. & Gould, M. (2007). The epidemiology and phenomenology of non-suicidal self-injurious behavior among adolescents: A critical review of the literature. *Archives of Suicide Research, 11*, 129–147. http://doi.org/10.1080/13811110701247602
Jacobson, C. M., Muehlenkamp, J. J., Miller, A. L. & Turner, J. B. (2008). Psychiatric impairment among adolescents engaging in different types of deliberate self-harm. *Journal of Clinical Child & Adolescent Psychology, 37*, 363–375. http://doi.org/10.1080/15374410801955771
Kaess, M. (2012a). *Selbstverletzendes Verhalten im Jugendalter*. Weinheim: Beltz.
Kaess, M. (2012b). Suicide prevention. *British Medical Journal, 345*, e5779.
Kaess, M., Hille, M., Parzer, P., Maser-Gluth, C., Resch, F. & Brunner, R. (2012). Alterations in the neuroendocrinological stress response to acute psychosocial stress in adolescents engaging in nonsuicidal self-injury. *Psychoneuroendocrinology, 37*, 157–161. http://doi.org/10.1016/j.psyneuen.2011.05.009
Kaess, M., Parzer, P., Mattern, M., Plener, P. L., Bifulco, A., Resch, F. & Brunner, B. (2013). Adverse childhood experiences and the individual function of nonsuicidal self-injury in youth. *Psychiatry Research, 206*(2–3), 265–272. http://doi.org/10.1016/j.psychres.2012.10.012
Katz, L. Y. & Fotti, S. (2005). The role of behavioral analysis in the pharmacotherapy of emotionally-dysregulated problem behaviors. *Child and Adolescent Psychopharmacology News, 10*, 1–5. http://doi.org/10.1521/capn.2005.10.6.1
Kettlewell, C. (1999). *Skin game: A memoir*. New York: St. Martin's Griffin.
Klonsky, E. D. (2007). The functions of deliberate self-injury: a review of the evidence. *Clinical Psychology Review, 27*, 226–239. http://doi.org/10.1016/j.cpr.2006.08.002
Klonsky, E. D. (2009). The functions of self-injury in young adults who cut themselves: clarifying the evidence for affect-regulation. *Psychiatry Research, 166*, 260–268. http://doi.org/10.1016/j.psychres.2008.02.008
Klonsky, E. D. & Glenn, C. R. (2009). Psychosocial risk and protective factors. In M. K. Nixon & N. L. Heath (Eds.) *Self-injury in youth*, (pp. 45–58). New York: Routledge.
Klonsky, E. D. & Moyer, A. (2008). Childhood sexual abuse and non-suicidal self-injury: meta-analysis. *The British Journal of Psychiatry, 192*, 166–170. http://doi.org/10.1192/bjp.bp.106.030650
Klonsky, E. D. & Olino, T. M. (2008). Identifying clinically distinct subgroups of self-injurers among young adults: a latent class analysis. *Journal of Consulting and Clinical Psychology, 76*, 22–27. http://doi.org/10.1037/0022-006X.76.1.22
Köhler-Saretzki, T. B. A. (2008). *Heimerziehung damals und heute – Eine Studie zu Veränderungen und Auswirkungen der Heimerziehung über die letzten 40 Jahre!* (Dissertation) 175 ff. Download unter: http://www.google.de/url?url=http://kups.ub.unikoeln.de/2649/1/Diss_Heimerziehung_Koehler.pdf&rct=j&frm=1&q=&esrc=s&sa=U&ei=gBbrU-CPNI6y7AabzYGYCw&ved=0CB4QFjAC&usg=AFQjCNH2Pv76sMevNLDVoOA996MgTjxYUQ
Laukkanen, E., Rissanen, M. L., Tolmunen, T., Kylmä, J. & Hintikka, J. (2013). Adolescent self-cutting elsewhere than on the arms reveals more serious psychiatric symptoms. *European Child & Adolescent Psychiatry, 22*(8), 501–510. http://doi.org/10.1007/s00787-013-0390-1

Leichsenring, F., Leibing, E., Kruse, J., New, A. S. & Leweke, F. (2011). Borderline personality disorder. *Lancet, 377*, 74–84. http://doi.org/10.1016/S0140-6736(10)61422-5

Libal, G., Plener, P. L., Ludolph, A. G. & Fegert, J. M. (2005). Ziprasidone as a weight-neutral treatment alternative in the treatment of self-injurious behavior in adolescent females. *Child and Adolescent Psychopharmacology News, 10*, 1–6. http://doi.org/10.1521/capn.2005.10.4.1

Lieb, K., Völlm, B., Rücker, G., Timmer, A., & Stoffers, J. M. (2010). Pharmacotherapy for borderline personality disorder: Cochrane systematic review of randomised trials. *The British Journal of Psychiatry, 196*(1), 4–12.

Lieberman, R. A., Toste, J. R. & Heath, N. L. (2009). Nonsuicidal self-injury in the schools: Prevention and intervention. In M. K. Nixon & N. L. Heath (Eds.), *Self-injury in youth* (pp.195–217). New York: Routledge.

Linehan, M. (1989). Dialektische Verhaltenstherapie bei Borderline-Persönlichkeitsstörungen. *Praxis Klinische Verhaltensmedizin und Rehabilitation, 2*, 220–227.

Linehan, M. (1993). *Cognitive behavior therapy of borderline personality disorder*. New York: Guilford.

Linehan, M. M., Comtois, K. A., Murray, A. M., Brown, M. Z., Gallop, R. J., Heard, H. L. et al. (2006). Two-year randomized controlled trial and follow-up of dialectical behavior therapy vs. therapy by experts for suicidal behaviors and borderline personality disorder. *Archives of General Psychiatry, 63*(7), 757–766.

Livesley, W. J. & Jackson, D. N. (2009). *Manual for the dimensional assessment of personality pathology*. Port Huron, MI: Sigma Press.

Lloyd, E. E., Kelley, M. L. & Hope, T. (1997, April). *Self-mutilation in a community sample of adolescents: Descriptive characteristics and provisional prevalence rates*. Poster session presented at the annual meeting of the Society for Behavioral Medicine, New Orleans, LA.

Lloyd-Richardson, E. E., Perrine, N., Dierker, L. & Kelley, M. L. (2007). Characteristics and functions of non-suicidal self-injury in a community sample of adolescents. *Psychological Medicine, 37*, 1183–1192. http://doi.org/10.1017/S003329170700027X

Luborsky, L. (1984). *Principles of psychoanalytic psychotherapy. A manual for supportive-expressive treatment*. New York: Basic Books.

Madge, N., Hewitt, A., Hawton, K., de Wilde, E. J., Corcoran, P., Fekete, P. et al. (2008). Deliberate self-harm within an international community sample of young people: comparative findings from the Child & Adolescent Self-harm in Europe (CASE) Study. *Journal of Child Psychology and Psychiatry, 49*, 667–677. http://doi.org/10.1111/j.1469-7610.2008.01879.x

Maniglio, R. (2011). The role of child sexual abuse in the etiology of suicide and non suicidal self injury. *Acta Psychiatrica Scandinavica, 124*(1), 30–41.

Matsumoto, T., Yamaguchi, A., Asami, T., Okada, T., Yoshikawa, K. & Hirayasu, Y. (2005). Characteristics of self cutters among male inmates: Association with bulimia and dissociation. *Psychiatry and Clinical Neurosciences, 59*(3), 319–326.

Menninger, K. A. (1938). *Man against himself*. New York: Harcourt Brace and World.

Mercer, D., Douglass, A. B. & Links, P. S. (2009). Metaanalyses of mood stabilizers, antidepressants and antipsychotics in the treatment of borderline personality disorder: Effectiveness for depression and anger symptoms. *Journal of Personality Disorders, 23*, 156–174. http://doi.org/10.1521/pedi.2009.23.2.156

Miller, A. L., Muehlenkamp, J. J. & Jacobson, C. M. (2008). Fact or fiction: diagnosing borderline personality disorder in adolescents. *Clinical Psychology Review, 28*, 969–981. http://doi.org/10.1016/j.cpr.2008.02.004

Miller, A. L., Rathus, J. H. & Linehan, M. M. (1997). Dialectical behavior therapy adapted for suicidal adolescents. *Journal of Practice Psychiatry and Behavior Health, 3*, 78–86. http://doi.org/10.1097/00131746-199703000-00002

Mobascher, A., Mobascher, J., Schmahl, C. & Malevani, J. (2007). Behandlung der Borderline Persönlichkeitsstörung mit atypischen Antipsychotika. *Nervenarzt, 78*, 1003–1013. http://doi.org/10.1007/s00115-006-2243-3

Moran, P., Coffey, C., Romaniuk, H., Olsson, C., Borschmann, R., Carlin, J. B. & Patton, G. C. (2012). The natural history of self-harm from adolescence to young adulthood: a population-based cohort study. *The Lancet, 379*, 236–243. http://doi.org/10.1016/S0140-6736(11)61141-0

Muehlenkamp, J. J. (2005). Self-injurious behavior as a separate clinical syndrome. *American Journal of Orthopsychiatry, 75*, 324–333. http://doi.org/10.1037/0002-9432.75.2.324

Muehlenkamp, J. J., Claes, L., Havertape, L. & Plener, P. L. (2012). International prevalence of adolescent non-suicidal self-injury and deliberate self harm. *Child and Adolescent Psychiatry and Mental Health, 6*, 10. http://doi.org/10.1186/1753-2000-6-10

Muehlenkamp, J. J., Claes, L., Quigley, K., Prosser, E., Claes, S. & Jans, D. (2013). Association of training on attitudes towards self-injuring clients across health professionals. *Archives of Suicide Research, 17*(4), 462–468. http://doi.org/10.1080/13811118.2013.801815

Muehlenkamp, J. J. & Gutierrez, P. M. (2007). Risk for suicide attempts among adolescents who engage in non-suicidal self-injury. *Archives of Suicide Research, 11*, 69–82. http://doi.org/10.1080/13811110600992902

Muehlenkamp, P., Walsh, B. W. & McDade, M. (2010). Preventing non-suicidal self-injury in adolescents: The signs of self-injury program. *Journal of Youth and Adolescence, 39*, 306–314. http://doi.org/10.1007/s10964-009-9450-8

Neuschwander, M., In-Albon, T., Adornetto, C., Roth, B. & Schneider, S. (2013). Interrater-Reliabilität des Diagnostischen Interviews bei psychischen Störungen im Kindes- und Jugendalter (Kinder-DIPS). *Zeitschrift für Kinder- und Jugendpsychiatrie und Psychotherapie, 41*(5), 319–334. http://doi.org/10.1024/1422-4917//a000247

Nickel, M. K., Loew, T. H. & Pedrosa, G. F. (2007). Aripiprazole in treatment of borderline patients, part II: An 18-month follow-up. *Psychopharmacology, 191*, 1023–1026. http://doi.org/10.1007/s00213-007-0740-0

Nickel, M. K., Muehlbacher, M., Nickel, K., Kettler, C., Gil, F. P., Bachler, E. et al. (2006). Aripiprazole in the treatment of patients with borderline personality disorder: A double-blind, placebo-controlled study. *American Journal of Psychiatry, 163*, 833–838. http://doi.org/10.1176/appi.ajp.163.5.833

Niedtfeld, I., Schulze, L., Kirsch, P., Herpertz, S. C., Bohus, M., & Schmahl, C. (2010). Affect regulation and pain in borderline personality disorder: a possible link to the understanding of self-injury. *Biological Psychiatry, 68*(4), 383–391.

Nitkowski, D. & Petermann, F. (2009). Verhaltensdiagnostik selbstverletzenden Verhaltens. *Nervenheilkunde, 28*, 227–231.

Nitkowski, D. & Petermann, F. (2011). Selbstverletzendes Verhalten und komorbide psychische Störungen: ein Überblick. *Fortschritte der Neurologie – Psychiatrie, 79*, 9–20. http://doi.org/10.1055/s-0029-1245772

Nixon, M. K., Cloutier, P. F. & Aggarwal, S. (2002). Affect regulation and addictive aspects of repetitive self- injury in hospitalized adolescents. *Journal of the American Academy of Child and Adolescent Psychiatry, 41*, 1333–1341. http://doi.org/10.1097/00004583-200211000-00015

Nock, M. K. (2009). Why do people hurt themselves? *Current Directions in Psychological Science, 18*, 78–83. http://doi.org/10.1111/j.1467-8721.2009.01613.x

Nock, M. K. (2010). Self-injury. *Annual Review of Clinical Psychology, 6*, 339–363. http://doi.org/10.1146/annurev.clinpsy.121208.131258

Nock, M. K., Holmberg, E. B., Photos, V. I. & Michel, B. D. (2007). Self-injurious thoughts and behaviors interview: Development, reliability, and validity in an adolescent sample. *Psychological Assessment, 19*, 309–317. http://doi.org/10.1037/1040-3590.19.3.309

Nock, M. K., Joiner, T. E., Jr., Gordon, K. H., Lloyd-Richardson, E. & Prinstein, M. J. (2006). Non-suicidal self-injury among adolescents: diagnostic correlates and relation to suicide attempts. *Psychiatry Research, 144*, 65–72. http://doi.org/10.1016/j.psychres.2006.05.010

Nock, M. K. & Prinstein, M. J. (2004). A functional approach to the assessment of self-mutilative behavior. *Journal of Consulting and Clinical Psychology, 72*, 885–890. http://doi.org/10.1037/0022-006X.72.5.885

Nock, M. K. & Prinstein, M. J. (2005). Contextual features and behavioral functions of self-mutilation among adolescents. *Journal of Abnormal Psychology, 114*, 140–146. http://doi.org/10.1037/0021-843X.114.1.140

Nock, M. K., Prinstein, M. J. & Sterba, S. K. (2009). Revealing the form and functions of self-injurious thoughts and behaviors: a real-time ecological assessment study among adolescents and young adults. *Journal of Abnormal Psychology, 118*, 816–827. http://doi.org/10.1037/a0016948

Noeker, M. (2008). *Funktionelle und somatoforme Störungen im Kindes- und Jugendalter*. Göttingen: Hogrefe.

Nose, M., Cipriani, A., Biancosino, B., Grassi, L. & Barbui, C. (2006). Efficacy of pharmacotherapy against core traits of borderline personality disorder: Meta-analysis of randomized controlled trials. *International Clinical Psychopharmacology, 21*, 345–353. http://doi.org/10.1097/01.yic.0000224784.90911.66

O'Connor, R. C., Rasmussen, S., Miles, J., & Hawton, K. (2009). Self-harm in adolescents: self-report survey in schools in Scotland. *The British Journal of Psychiatry, 194*(1), 68–72.

Ougrin, D. & Latif, S. (2011). Specific psychological treatment versus treatment as usual in adolescents with self-harm: systematic review and meta-analysis. *Crisis, 32*, 74–80.

Ougrin, D., Zundel, T. & Ng, A. V. (2009). *SELF-HARM in YOUNG PEOPLE – A Therapeutic Assessment Manual*. New York: CRC Press.

Ougrin, D., Zundel, T., Ng, A., Banarsee, R., Bottle, A. & Taylor, E. (2011). Trial of Therapeutic Assessment in London: randomised controlled trial of Therapeutic Assessment versus standard psychosocial assessment in adolescents presenting with self-harm. *Archives of Disease in Childhood, 96*, 148–153. http://doi.org/10.1136/adc.2010.188755

Pao, P. N. (1969). The syndrome of delicate self-cutting. *British Journal of Medical Psychology, 42*, 195–206. http://doi.org/10.1111/j.2044-8341.1969.tb02071.x

Pattison, E. M. & Kahan, J. (1983). The deliberate self-harm syndrome. *American Journal of Psychiatry, 140*, 867–872.

Penn, J. V., Esposito, C. L., Schaeffer, L. E., Fritz, G. K. & Spirito, A. (2003). Suicide attempts and self-mutilative behavior in a juvenile correctional facility. *Journal of the American Academy of Child and Adolescent Psychiatry, 42*, 762–769. http://doi.org/10.1097/01.CHI.0000046869.56865.46

Petermann, F. & Nitkowski, D. (2011). Selbstverletzendes Verhalten. Merkmale, Diagnostik und Risikofaktoren. *Psychotherapie, Psychosomatik, Medizinische Psychologie, 61*, 6–15. http://doi.org/10.1055/s-0030-1255086

Petermann, U. & Petermann, F. (2013). *Therapie-Tools. Kinder- und Jugendlichenpsychotherapie*. Weinheim: Beltz.

Plener, P. L., Brunner, R., Resch, F., Fegert, J. M. & Libal, G. (2010). Selbstverletzendes Verhalten im Jugendalter. *Zeitschrift für Kinder- und Jugendpsychiatrie und Psychotherapie, 38*, 77–89. http://doi.org/10.1024/1422-4917.a000015

Plener, P. L., Bubalo, N., Fladung, A. K., Ludolph, A. G. & Lulé, D. (2012). Prone to excitement: adolescent females with non-suicidal self-injury (NSSI) show altered cortical pattern to emotional and NSSI-related material. *Psychiatry Research, 203*(2-3), 146–152.

Plener, P. L. (2010). *Das Self-Injurious Thoughts and Behaviors Interview- German*. Unveröffentlichtes Maunskript, Department of Child and Adolescent Psychiatry and Psychotherapy, University of Ulm.

Plener, P. L., Fischer, C. J., In-Albon, T., Rollett, B., Nixon, M. K., Groschwitz, R. C. & Schmid, M. (2013). Adolescent Non-Suicidal Self-Injury (NSSI) in German speaking countries: Comparing prevalence rates from three community samples. *Social Psychiatry and Psychiatric Epidemiology, 48*(9), 1439–1445. http://doi.org/10.1007/s00127-012-0645-z

Plener, P. L., Kaess, M., Bonenberger, M., Blaumer, D. & Spröber, N. (2012). Umgang mit nichtsuizidalem selbstverletzenden Verhalten (NSSV) im schulischen Kontext. *Kindheit und Entwicklung, 21*, 16–22.

Plener, P. L., Kapusta, N. D., Kölch, M. G., Kaess, M. & Brunner, R. (2012). Nichtsuizidale Selbstverletzung als eigenständige Diagnose. *Zeitschrift für Kinder- und Jugendpsychiatrie und Psychotherapie, 40*, 113–120.

Plener, P. L., Libal, G., Fegert, J. M. & Kölch, M. G. (2013). Psychopharmakologische Behandlung von nichtsuizidalem selbstverletzendem Verhalten (NSSV). *Nervenheilkunde, 32*, 38–45.

Plener, P. L., Libal, G., Keller, F., Fegert, J. M. & Muehlenkamp, J. J. (2009). An international comparison of adolescent non-suicidal self-injury (NSSI) and suicide attempts: Germany and the USA. *Psychological Medicine, 39*, 1549–1558. http://doi.org/10.1017/S0033291708005114

Podvoll, E. M. (1969). Self-mutilation within a hospital setting: a study of identity and social compliance. *British Journal of Medical Psychology, 42*, 213–221. http://doi.org/10.1111/j.2044-8341.1969.tb02073.x

Prinstein, M. J., Heilbron, N., Guerry, J. D., Franklin, J. C., Rancourt, D., Simon, V. & Spirito, A. (2010). Peer influence and nonsuicidal self injury: longitudinal results in community and clinically-referred adolescent samples. *Journal of Abnormal Child Psychology, 38*, 669–682. http://doi.org/10.1007/s10802-010-9423-0

Quinnet, P. (2007). *QPR gatekeeper training for suicide prevention. The model, rationale and theory.* Retrieved September 23, 2013, from www.qprinstitute.com

Rathus, J. H. & Miller, A. L. (2002). Dialectical behavior therapy adapted for suicidal adolescents. *Suicide and Life-Threatening Behavior, 32*(2), 146–157. http://doi.org/10.1521/suli.32.2.146.24399

Remschmidt, H. (1992). *Adoleszenz. Entwicklung und Entwicklungskrisen im Jugendalter.* Stuttgart: Thieme.

Resch, F. & Brunner, R. (2004). Dissoziative Mechanismen und Persönlichkeitsentwicklung. In A. Eckhardt-Henn & S. Hoffmann (Hrsg.), *Dissoziative Bewusstseinsstörungen. Theorie, Symptomatik, Therapie* (S. 74–93). Stuttgart: Schattauer.

Resch, F., Kaess, M., Plener, P. L. & Fegert, J. M. (2012). Suizidales Verhalten. In J. M. Fegert, C. Eggers & F. Resch (Hrsg.), *Psychiatrie und Psychotherapie des Kindes- und Jugendalters* (S. 959–983). Heidelberg: Springer.

Reynolds, S. K., Lindenboim, N., Comtois, K. A., Murray, A. & Linehan, M. M. (2006). Risky assessments: participant suicidality and distress associated with research assessments in a treatment study of suicidal behavior. *Suicide and Life-Threatening Behavior, 36*, 19–34. http://doi.org/10.1521/suli.2006.36.1.19

Robertson, C. D., Miskey, H., Mitchell, J. & Nelson-Gray, R. (2013) Variety of self-injury: Is the number of different methods of non-suicidal self-injury related to personality, psychopathology, or functions of self-injury? *Archives of Suicide Research, 17*, 33–40. http://doi.org/10.1080/13811118.2013.748410

Robinson, J., Gook, S., Yuen, H. P., McGorry, P. D. & Yung, A. R. (2008). Managing deliberate self-harm in young people: An evaluation of a training program developed for school welfare staff using a longitudinal research design. *BMC Psychiatry, 8*, 75. http://doi.org/10.1186/1471-244X-8-75

Rosenthal, R. J., Rinzler, C., Wallsh, R., & Klausner, E. (1972). Wrist-cutting syndrome: the meaning of a gesture. *American Journal of Psychiatry, 128*(11), 1363–1368.

Rossouw, T. I. & Fonagy, P. (2012). Mentalization-based treatment for self-harm in adolescents: a randomized controlled trial. *Journal of the American Academy of Child and Adolescent, 51*(12), 1304–1313. http://doi.org/10.1016/j.jaac.2012.09.018

Ruuska, J., Kalziala-Heino, R., Rantanen, P. & Koivisto, A. M. (2005). Psychopathological distress predicts suicidal ideation and self-harm in adolescent eating disorder outpatients. *European Child & Adolescent Psychiatry, 14*, 276–281. http://doi.org/10.1007/s00787-005-0473-8

Ryle, A. & Kerr, I. B. (2002). *Introducing cognitive analytic therapy. Principles and practice.* Chichester: Wiley. http://doi.org/10.1002/9780470713587

Salbach-Andrae, H., Bürger, A., Klinkowski, N., Lenz, K., Pfeiffer, E., Fydrich, T. & Lehmkuhl, U. (2008). Diagnostik von Persönlichkeitsstörungen im Jugendalter nach SKID-II. *Zeitschrift für Kinder- und Jugendpsychiatrie und Psychotherapie, 36*, 117–125. http://doi.org/10.1024/1422-4917.36.2.117

Salbach-Andrae, H., Lenz, K., Klinkowski, N., Pfeiffer, E. & Lehmkuhl, U. (2007). Selbstverletzendes Verhalten bei weiblichen Jugendlichen. *Zeitschrift für Psychiatrie, Psychologie und Psychotherapie, 1*, 185–193.

Sansone, R. A., Wiederman, M. W. & Sansone, L. A. (1998). The Self-Harm Inventory (SHI): development of a scale for identifying self-destructive behaviors and borderline personality disorder. *Journal of Clinical Psychology, 54*, 973–983. http://doi.org/10.1002/(SICI)1097-4679(199811)54:7<973::AID-JCLP11>3.0.CO;2-H

Schmid, M. (2012). Psychotherapie von Traumafolgestörungen im Kontext der stationären Jugendhilfe. In M. A. Landolt & T. Hensel (Hrsg.) *Traumatherapie bei Kindern und Jugendlichen* (S. 404–440). Göttingen: Hogrefe.

Schmid, M. (2009). Stationärer Kontext und Kooperation zwischen stationärer Kinder- und Jugendlichenpsychiatrie und stationärer Jugendhilfe bei Adoleszenten mit einer Borderline-Persönlichkeitsstörung (S. 195–212). In R. Brunner & F. Resch (Hrsg.) *Borderline-Störung und selbstverletzendes Verhalten bei Jugendlichen.* Göttingen: Vandenhoeck & Ruprecht.

Schmid, M., & Fegert, J. M. (2012). Fremdplatzierte Kinder in Pflegefamilien und stationärer Jugendhilfe. In J. M. Fegert, C. Eggers, & F. Resch (Hrsg.) *Psychiatrie und Psychotherapie des Kindes- und Jugendalters* (S. 63–74). Heidelberg, New York: Springer.

Schmid, M., Schmeck, K. & Petermann, F. (2008). Persönlichkeitsstörungen im Kindes- und Jugendalter? *Kindheit und Entwicklung, 17*, 190–202. http://doi.org/10.1026/0942-5403.17.3.190

Schneider, S., Unnewehr, S. & Margraf, J. (Hrsg.). (2009). *Kinder-DIPS. Diagnostisches Interview bei psychischen Störungen im Kindes- und Jugendalter.* (2., akt. und erweit. Aufl.). Heidelberg: Springer.

Sher, L. & Stanley, B. H. (2009). Biological models of nonsuicidal self injury. In M. K. Nock, (Ed.), *Understanding nonsuicidal self-injury* (pp. 99–117). Washington, DC: American Psychological Association.

Skegg, K. (2005). Self-harm. *Lancet, 366*, 1471–1483. http://doi.org/10.1016/S0140-6736(05)67600-3

Slee, N., van der Leeden, R., Arensman, E. & Spinhoven, P. (2008). Cognitive-behavioral intervention for self-harm: randomised controlled trial. *The British Journal of Psychiatry, 192*(3), 202–211. doi: 10.1192/bjp.bp.107.037564

Stanford, S. & Jones, M. P. (2009). Psychological subtyping finds pathological, impulsive, and 'normal' groups among adolescents who self-harm. *Journal of Child Psychology and Psychiatry, 50*, 807–815. http://doi.org/10.1111/j.1469-7610.2009.02067.x

Stanley, B., Sher, L., Wilson, S., Ekman, R., Huang, Y. Y., & Mann, J. J. (2010). Non-suicidal self-injurious behavior, endogenous opioids and monoamine neurotransmitters. *Journal of Affective Disorders, 124*(1), 134–140.

Steinmeyer, E. M., Klosterkötter, J., Möller, H. J., Saß, H., Herpertz, S., Czernik, A. et al. (2002). Personality and personality disorders II. The specifity of the DAPP-Model as a diagnostic system for personality disorders. *Fortschritte der Neurologie-Psychiatrie, 70*, 641–646.

Stoffers, J. M., Völlm, B. A., Rücker, G., Timmer, A., Huband, N. & Lieb, K. (2009). Pharmacological interventions for borderline personality disorder. *Cochrane Library, 6*, CD005653. http://doi.org/10.1002/14651858.CD005653.pub2

Stoffers, J. M., Völlm, B. A., Rücker, G., Timmer, A., Huband, N. & Lieb, K. (2012). Psychological therapies for people with borderline personality disorder. Review. *Cochrane Database of Systematic Reviews, 8*, CD005652. http://doi.org/10.1002/14651858.CD005652.pub2

Streeck-Fischer, A. (2008). Die Borderline-Persönlichkeits(entwicklung)sstörung im Jugendalter. Diagnostik, Behandlungsvoraussetzungen, Gestaltung des Rahmens, Phasen der Behandlung. *Praxis der Kinderpsychologie und Kinderpsychiatrie, 57*, 693–717. http://doi.org/10.13109/prkk.2008.57.89.693

Taiminen, T. J., Kallio-Soukainen, K., Nokso-Koivisto, H., Kaljonen, A. & Helenius, H. (1998). Contagion of deliberate self-harm among adolescent inpatients. *Journal of the American Academy of Child and Adolescent Psychiatry, 37*, 211–217. http://doi.org/10.1097/00004583-199802000-00014

Taylor, L. M., Oldershaw, A., Richards, C., Davidson, K., Schmidt, U. & Simic, M. (2011). Development and pilot evaluation of a manualized cognitive-behavioural treatment package for adolescent self-harm. *Behavioural and Cognitive Psychotherapy, 39*, 619–625. http://doi.org/10.1017/S1352465811000075

Toste, J. R. & Heath, N. L. (2010). School response to nonsuicidal self-injury. *The Prevention Researcher, 17*, 14–17.

Walsh, B. (2006). *Treating self-injury: A practical guide.* New York: Guilford Press.

Walsh, B. (2007). Clinical assessment of self-injury: A practical guide. *Journal of Clinical Psychology: In Session, 63*, 1057–1068. http://doi.org/10.1002/jclp.20413

Walsh, B. & Perry, A. (2012). Understanding, managing, and treating foreign-body ingestion. In B. Walsh (Ed.), *Treating self-injury* (2nd ed., pp. 314–324). New York: Guilford.

Wasserman, D., Carli, V., Wasserman, C., Apter, A., Balazs, J., Bobes, J. et al. (2010). Saving and empowering young lives in Europe (SEYLE): a randomized controlled trial. *BMC Public Health, 10*, 192. http://doi.org/10.1186/1471-2458-10-192

Wedig, M. M. & Nock, M. K. (2007). Parental expressed emotion and adolescent self-injury. *Journal of the American Academy of Child and Adolescent Psychiatry, 46*, 1171–1178. http://doi.org/10.1097/chi.0b013e3180ca9aaf

Whitlock, J., Eckenrode, J. & Silverman, D. (2006). Self-injurious behaviors in a college population. *Pediatrics, 117*, 1939–1948. http://doi.org/10.1542/peds.2005-2543

Whitlock, J., Muehlenkamp, J. & Eckenrode, J. (2008). Variation in nonsuicidal self-injury: identification and features of latent classes in a college population of emerging adults. *Journal of Clinical Child & Adolescent Psychology, 37*(4), 725–735. http://doi.org/10.1080/15374410802359734

Whitlock, J., Muehlenkamp, J., Purington, A., Eckenrode, J., Barreira, P., Baral-Abrahms, G. et al. (2011). Non-suicidal self-injury in a college population: General trends and sex differences. *Journal of American College Health, 59*, 691–698. http://doi.org/10.1080/07448481.2010.529626

Wichstrøm, L. (2009). Predictors of non-suicidal self-injury versus attempted suicide: Similar or different? *Archives of Suicide Research, 13*, 105–122. http://doi.org/10.1080/13811110902834992

Wilcox, H. C., Arria, A. M., Caldeira, K. M., Vincent, K. B., Pinchevsky, G. M. & O'Grady, K. E. (2012). Longitudinal predictors of past-year non-suicidal self-injury and motives among college students. *Psychological Medicine, 42*, 717–726. http://doi.org/10.1017/S0033291711001814

Wilkinson, P. & Goodyer, I. (2011). Non-suicidal self-injury. *European Child & Adolescent Psychiatry, 20*, 103–108. http://doi.org/10.1007/s00787-010-0156-y

Wittchen, H. U., Zaudig, M. & Fydrich, T. (1997). *Strukturiertes Klinisches Interview für DSM-IV*. Göttingen: Hogrefe.

World Health Organization (1992). The ICD-10 classification of mental and behavioural disorders: clinical descriptions and diagnostic guidelines.

Yates, T. M., Tracy, A. J. & Luthar, S. S. (2008). Nonsuicidal self-injury among "privileged" youths: longitudinal and cross-sectional approaches to developmental process. *Journal of Consulting and Clinical Psychology, 76*, 52–62. http://doi.org/10.1037/0022-006X.76.1.52

Young, R., Sproeber, N., Groschwitz, R. C., Preiss, M. & Plener, P. L. (2014). Why alternative teenagers self-harm: exploring the link between non-suicidal self-injury, attempted suicide and adolescent identity. *BMC Psychiatry, 14*, 137.

Young, R., Sweeting, H. & West, P. (2006). Prevalence of deliberate self harm and attempted suicide within contemporary Goth youth subculture: longitudinal cohort study. *British Medical Journal, 332*, 1058–1061. http://doi.org/10.1136/bmj.38790.495544.7C

Zetterqvist, M., Lundh, L. G., Dahlström, O. & Svedin, C. G. (2013). Prevalence and function of non-suicidal self-injury (NSSI) in a community sample of adolescents, using suggested DSM-5 criteria for a potenzial NSSI disorder. *Journal of Abnormal Child Psychology, 41*, 759–773. http://doi.org/10.1007/s10802-013-9712-5

Zlotnick, C., Mattia, J. I. & Zimmerman, M. (1999). Clinical correlates of self-mutilation in a sample of general psychiatric patients. *Journal of Nervous and Mental Disease, 187*, 296–301. http://doi.org/10.1097/00005053-199905000-00005